TRAUMAFOLGESTÖRUNGEN – VORBEUGEN, BEHANDELN UND REHABILITIEREN

Psychische Beeinträchtigungen als Folge von Gewalt, Unfällen oder Naturkatastrophen stellen psychosoziale Fachkräfte und Psychotherapeut:innen vor besondere Herausforderungen. Die Psychosoziale Notfallversorgung nach potenziell traumatisierenden Erfahrungen reicht von der Psychosozialen Akuthilfe, der psychosozialen und traumazentrierten Beratung über eine Psychotherapie bis zur Rehabilitation am Ende einer Versorgungskette.

Die einzelnen Bände der Reihe bieten Innovationen der Vorbeugung, Behandlung und Rehabilitation von Traumafolgestörungen.

Die Herausgeber:innen:
Robert Bering, Prof. Dr., war Mitgründer und Chefarzt des Zentrums für Psychotraumatologie der Alexianer Krefeld GmbH. Heute lehrt er an der Universität zu Köln und ist Leitender Oberarzt am Psychiatrischen Zentrum der Universitätsklinik Kopenhagen.
Christiane Eichenberg, Prof. Dr., ist Leiterin des Instituts für Psychosomatik der Sigmund Freud PrivatUniversität Wien, Fakultät für Medizin.

Die Einzelbände behandeln folgende Themen:
1. Band: Trauma und moralische Konflikte
2. Band: Kompendium Traumafolgen – Verlauf, Behandlung und Rehabilitation der komplexen PTBS
3. Band: Trauma und digitale Medien – Therapiemöglichkeiten und Risiken
4. Band: Trauma und Gegenübertragung
5. Band: Kompendium Trauma und Akutintervention
6. Band: Albträume

Reinhard Pietrowsky

Albträume und Trauma

Wechselwirkungen zwischen Traum und Traumata

Klett-Cotta

MIX
Papier | Fördert gute Waldnutzung
FSC® C014496

Klett-Cotta
www.klett-cotta.de
J. G. Cotta'sche Buchhandlung Nachfolger GmbH
Rotebühlstr. 77, 70178 Stuttgart
Fragen zur Produktsicherheit: produktsicherheit@klett-cotta.de

Cover: Bettina Herrmann, Stuttgart
unter Verwendung einer Abbildung von © iStock/janiecbros
Gesetzt von Eberl & Koesel Studio, Kempten
Gedruckt und gebunden von GGP Media GmbH, Pößneck
ISBN 978-3-608-98898-7
E-Book ISBN 978-3-608-12499-6
PDF-E-Book ISBN 978-3-608-20736-1

Bibliografische Information der Deutschen Nationalbibliothek
Die Deutsche Nationalbibliothek verzeichnet diese Publikation in der
Deutschen Nationalbibliografie; detaillierte bibliografische Daten
sind im Internet über http://dnb.d-nb.de abrufbar.

Inhalt

Vorwort

Selbstverständlich besteht ein Zusammenhang zwischen Traum und Trauma, dieser Zusammenhang ist jedoch nicht so eng, wie man auf den ersten Blick vermuten könnte. So gibt es natürlich Albträume infolge erlebter Traumata, aber es gibt auch traumabezogene Träume, die keine Albträume sind. Und längst nicht alle Albträume sind auf Traumatisierung zurückzuführen und viele erlebte Traumatisierungen führen auch nicht zu Albträumen oder einer Traumafolgestörung.

In dem vorliegenden Buch werde ich der Frage nachgehen, wie der Zusammenhang zwischen Trauma und Albträumen ist. Ich werde mich dabei den Fragen zuwenden, was Träume und Albträume verursacht und wodurch Traumafolgestörungen entstehen und aufrechterhalten werden. Insbesondere werde ich beleuchten, inwiefern posttraumatische Albträume ein bloßes Symptom einer Traumafolgestörung sind oder ob sie nicht auch einen Mechanismus darstellen, der zur Bewältigung des Traumas und der Traumafolgestörung dient. Und schließlich werde ich die Behandlung von Albträumen vorstellen, die beim Vorliegen eines psychischen Traumas in vielen Fällen explizit zusätzlich zur Behandlung der Traumafolgestörung angezeigt ist.

Die Entstehung dieses Buches ist – wie so oft – nicht allein dem Autor zu verdanken. Ich danke daher Prof. Robert Bering und Prof. Christiane Eichenberg für die Einladung, diesen Band der von ihnen herausgegebenen Reihe »Traumafolgestörungen« beisteuern zu dürfen. Ebenso danke ich Frau Sandra Aichele vom Verlag Klett-Cotta für ihre überaus freundliche und stets hilfsbereite Betreuung. Und da wissenschaftliche Erkenntnis ja immer eine Akkumulation von Wissen auf vorheriger Wissensbasis ist, danke ich Dr. Johanna Thünker und PD Dr. Annika Gieselmann für ihre früheren Mit- und Vorarbeiten, die auch in dieses Buch mündeten. Zuletzt danke ich meiner lieben Frau Ulrike, die verständnisvoll akzeptiert hat, dass ihr Ehemann auch im Ruhestand immer wieder an seinen Schreibtisch zurückgekehrt ist, um dieses Buch zu schreiben.

Schorndorf, im Mai 2025

KAPITEL 1

Träume und Albträume

Wir Menschen verbringen täglich durchschnittlich sieben Stunden im Schlaf, wovon wir mindestens drei bis vier Stunden träumen, auch wenn wir uns an die allermeisten Träume nicht erinnern können. Somit stellen Träume einen großen Teil unserer kognitiven Tätigkeit dar und auch die Träume, an die wir uns nicht erinnern können, haben einen großen Einfluss auf unser Erleben und Verhalten. Eine Sorte von Träumen wird aber meistens sehr bewusst erlebt und bleibt in guter Erinnerung: Albträume.

In dem vorliegenden Buch werde ich mich mit Albträumen beschäftigten und dabei vor allem jene Albträume, die so genannten posttraumatischen Albträume, näher betrachten, die im Zusammenhang mit traumatischen Erlebnissen auftreten und Teil einer Traumafolgestörung werden können. Zunächst aber werden wir uns der Frage zuwenden, was Träume eigentlich sind.

1.1 Was sind Träume?

Die Antwort auf die Frage, was Träume seien, scheint auf den ersten Blick denkbar einfach zu beantworten. Schließlich kennt (fast) jeder Mensch aus seiner eigenen Erfahrung das Phänomen des Traums. Neben der phänomenologischen Erfahrung ist die wissenschaftliche Definition der Träume schwieriger und weniger eindeutig. Schredl (2008) definiert das Träumen als »... die psychische Aktivität während des Schlafes« und den Traum oder Traumbericht als »... die Erinnerung an die psychische Aktivität während des Schlafens« (S. 9). Diese Definition ist allerdings unvollständig, weil sie einen Großteil der psychischen Aktivität während des Schlafens, beispielsweise die Speicherung von Gedächtnisinhalten oder die Bildung neuer Assoziationen nicht berücksichtigt. Obwohl neuere Untersuchungen zeigen, dass diese mentalen Aktivitäten während des Schlafens zumindest teilweise auch mit Träumen einhergehen (z. B. Stickgold et al. 2001), wäre eine Traumdefinition auf der Basis dieser mentalen Tätigkeiten irreführend, weil dies vermutlich nicht die einzigen mentalen Aktivitäten während des Schlafes sind, die sich in Träumen äußern und weil viele dieser Träume meist nicht bewusst erinnerbar sind. Dies wirft die Frage auf, ob die bewusste Erinnerung an Träume ein definitorisches Merkmal der Träume ist. Das ist nicht der Fall, da es durchaus möglich ist, zu wissen, dass man geträumt hat, ohne sich an die Trauminhalte erinnern zu können. In diesem Sinne unterscheidet Klein (2014) drei Bedeutungen von Traum: die Erinnerung an einen Traum, das gegenwärtige innere Erleben eines Schlafenden und die körperlichen Prozesse während des Träumens. Es ist allerdings zu beachten, dass dies keine drei sich ausschließenden Bedeutungen sind, sondern unterschiedliche Aspekte des Träumens beschreiben, vergleichbar der kognitiven, emotionalen und physiologischen Ebene des Verhaltens.

Alle Definitionen des Träumens als eine Tätigkeit oder ein Erleben während des Schlafens sind unzutreffend, wenn berücksichtigt wird, dass es auch ein Träumen in schlafnahen oder wachen Zuständen gibt, wie etwa das Klarträumen. Ebenso ist es kaum möglich, Träume inhaltlich zu definieren, da der Trauminhalt bekanntermaßen sehr vielfältig sein kann und realistische wie unrealistische Elemente, logische und unlogische Abläufe, konkrete und symbolische Themen beinhalten kann. Unstrittig ist heutzutage aber, dass die Trauminhalte einen Bezug zum Verhalten und Erleben der Träumenden haben; dass also Themen, die für die betreffende Person im Wachleben von Relevanz sind, auch die Trauminhalte bestimmen.

Definition Träume:
Träume sind das Ergebnis einer mentalen Aktivität (des Träumens) im Schlaf oder in schlafnahen Zuständen. Diese betrifft kognitive und emotionale Prozesse und kann alle Sinnesmodalitäten beinhalten (ist vorrangig, aber visuell), mit körperlichen Reaktionen

einhergehen und teilweise erinnert werden. Die Trauminhalte weisen einen (komplexen) Bezug zum Wachleben und zur psychischen Konstitution des Träumenden auf.

Aufgrund ihres Inhalts werden verschiedene Träume bzw. Traumarten unterschieden. Neben den »normalen« Träumen, die ihrerseits natürlich vielgestaltig sein können, unterscheidet man Angst- und Albträume. Albträume ihrerseits werden wiederum grob unterschieden in idiopathische Albträume und posttraumatische Albträume. Als Angstträume werden angstvolle Träume bezeichnet, die aber nicht so furchterregend sind wie Albträume und auch nicht zum Erwachen führen, wobei die Unterscheidung zwischen Angst- und Albträumen fließend ist und immer seltener gebraucht wird.

Hinsichtlich ihres Inhalts werden als Sonderformen von Träumen weitere Traumarten unterschieden. So etwa die so genannten »präkognitiven Träume«, also Träume, die ein zukünftiges Ereignis voraussagen. Ob es solche Träume gibt, ist wissenschaftlich nicht bewiesen, obwohl viele anekdotische Berichte dies zu belegen scheinen, die aber möglicherweise auch rational-wissenschaftlich erklärt werden können (siehe Pietrowsky 2021). Des Weiteren spricht man von luziden Träumen (Klarträume). Als solche werden Träume bezeichnet, bei denen die Träumenden wissen, dass sie gerade träumen. Im Gegensatz zum gewöhnlichen Träumen, bei dem das Geträumte als real, als wirklich empfunden wird und kein Bewusstsein dafür gegeben ist, dass es sich um einen Traum handelt, liegt bei den Klarträumen also eine besondere Form des Bewusstseins vor, die weder eindeutig dem Schlaf noch der Wachheit zugeordnet werden kann (siehe auch Kapitel 4.2).

1.2 Wie entstehen Träume?

Man geht davon aus, dass in jeder Nacht geträumt wird, auch wenn die Träume nicht oder größtenteils nicht erinnerbar sind. Zudem gibt es Evidenz dafür, dass nicht nur Menschen träumen, sondern auch Tiere, zumindest höhere Tiere. Dem Träumen scheint damit ein evolutionärer Vorteil – zumindest kein evolutionärer Nachteil – zuzukommen (siehe dazu Kapitel 1.3).

Träume treten in allen Schlafphasen des nächtlichen Schlafs auf. Dies sind der Rapid-eye-movement-Schlaf (REM-Schlaf), der leichte Non-REM-Schlaf und tiefe Non-REM-Schlaf (Tiefschlaf). Da die häufigsten und intensivsten Traumberichte aus dem REM-Schlaf stammen, soll im Folgenden die Traumentstehung während dieser Phase beschrieben werden. Darüber hinaus ist diese auch am besten untersucht. Der REM-Schlaf, auch paradoxer Schlaf genannt, ist durch eine Aktivierung im Elektroenzephalogramm (EEG) zu erkennen, die der EEG-Aktivität im Wachzustand ähnlich ist (daher paradox). Ferner sind die schnellen Augenbewegungen, die dem REM-Schlaf seinen Namen gaben und eine Hemmung der Aktivität der Willkürmuskulatur charakteristisch für dieses Schlafstadium. Somit handelt es sich beim Träumen auch um ein basales psycho-physiologisches Phänomen.

Neurophysiologisch findet während des Träumens im REM-Schlaf eine Aktivierung des limbischen Systems, jenen Hirnstrukturen, die für die Steuerung von Emotionen und Motivationen angesehen werden, und des occipitalen Cortex, also den visuellen Feldern des Gehirns, was vermutlich die ausgeprägte visuelle Aktivität während des Träumens mitbedingt, statt. Zugleich ist der präfrontale Cortex, also jener Teil des Großhirns, welcher für exekutive Funktionen und die Kontrolle der kognitiven Funktionen verantwortlich ist, in seiner Aktivität reduziert, sodass die generierten mentalen Aktivitäten des Gehirns kaum einer Kontrolle oder Zensur unterliegen. Biochemisch überwiegt im REM-Schlaf das Acetylcholin, während die Aktivität der anderen Neurotransmitter Noradrenalin und Serotonin unterdrückt ist.

Träume im REM-Schlaf entstehen also vermutlich dadurch, dass die Formatio reticularis im Hirnstamm, die als Schrittmacher für den Cortex gilt und als aufsteigendes reticuläres Aktivierungssystem (ARAS) eine zentrale Aktivierungsfunktion für das Gehirn hat, seine Impulsfrequenz erhöht und dadurch den Cortex aktiviert. Konkret werden im Hirnstamm die sogenannten PGO-Wellen (Ponto-geniculo-occipitale-Wellen) generiert, die, wie der Name sagt, von der Brücke (Pons) des Hirnstamms über die Kniehöcker (Corpus geniculatum) zum Occipitalcortex verlaufen. Diese PGO-Wellen sind vermutlich der Auslöser für die simultane Aktivierung des limbischen Systems (über das Corpus geniculatum) und der Sehrinde, was letztlich zu den imponierenden visuellen Eindrücken und den emotional-motivationalen Färbungen des Traums führt. Die PGO-Wellen enthalten sensorische Informationen, die nicht von Außenreizen stammen. Sie stimulieren damit die Areale im Cortex, die mit der Verarbeitung von Sinneseindrücken befasst sind und aktivieren abgespeicherte Gedächtnisinhalte, die als Erinnerungen assoziativ miteinander verknüpft werden können und im Traum auftauchen (Jouvet 1998).

Auch wenn Träume während des Non-REM-Schlafs eine geringere Rolle zu spielen scheinen, so wird doch in 70 % der Weckungen aus Non-REM-Schlaf-Phasen ebenfalls über Träume berichtet (Foulkes 1962). Die Inhalte dieser Non-REM-Träume sind jedoch weniger traumtypisch und entsprechen mehr den rationalen gedanklichen Überlegungen, wie sie auch im Wachzustand vorherrschen. Von Bedeutung ist allerdings, dass die Non-REM-Träume mit starken vegetativ-sympathischen und motorischen Reaktionen einhergehen. Nach dem autonomen Erwachen aus einer Non-REM-Schlafphase bestehen nur geringe Traumerinnerungen. Es scheint so zu sein, dass bedrohliche externe Reize, aber auch bedrohliche interne Reize, wie die Aktivierung von traumatischen Erinnerungen oder phobischen Reizen, Non-REM-Träume im Tiefschlaf auslösen können, die sich dann in nächtlichen Panikattacken manifestieren. Fisher et al. (1970) beschreiben Albträume aus dem Tiefschlaf als pathologischer als solche aus dem REM-Schlaf, da, aufgrund eingeschränkter Abwehrmechanismen im Tiefschlaf, Angst unkontrolliert in die Träume einschießen kann. Auch wenn Berichte von Non-REM-Träumen aus dem Tiefschlaf eher selten sind, scheinen sie vor allem bei traumatisierten Personen vorzukommen.

Wie Untersuchungen von Solms (1997) jedoch auch zeigen konnten, ist die Funktion des Hirnstamms nicht notwendig für die Induktion von Träumen, da Patienten mit durch Hirnstammläsionen bedingtem Fehlen von REM-Schlaf auch von lebhaften Träumen berichteten. Solms sieht alternativ Vorderhirnstrukturen für die Traumgenerierung als wichtig an, unabhängig vom Vorhandensein von REM-Schlaf. Seiner Meinung nach ist es vor allem das mesocorticale-mesolimbische dopaminerge System, das in der Traumgenerierung eine wichtige Rolle spielt. So würden Läsionen dieser Verbindungen das Träumen hemmen, aber nicht den REM-Schlaf beeinträchtigen (Solms 2000). Seine Studien zeigen, dass es Träume ohne REM-Schlaf und fehlendes Träumen bei vorhandenem REM-Schlaf gibt (siehe auch Kap. 1.3).

1.3 Theorien zur Funktion von Träumen

Wie im vorigen Kapitel ausgeführt, sind Träume vermutlich das Resultat eines spezifischen Aktivierungsmusters des Gehirns. Die Frage danach, wozu dieses Aktivierungsmuster und die damit verbundenen Träume dienen, warum es sich entwickelt hat und welche Funktion die daraus resultierenden Träume haben könnten, wird damit nicht beantwortet. Daher sollen im Folgenden verschiedene Theorien vorgestellt werden, die die Entstehung und Funktion von Träumen zu erklären versuchen. Vorab ist aber festzuhalten, dass keine dieser Theorien als definitiv bewiesen gelten kann und dass sie sich auch nicht gegenseitig ausschließen müssen, d. h., dass Sie jeweils unterschiedliche Aspekte des Träumens beschreiben, und somit unterschiedliche Perspektiven auf den gleichen Forschungsgegenstand haben. Zudem ist konzeptionell zwischen dem Traum und dem Prozess des Träumens zu unterscheiden. Wir gehen davon aus, dass die beschriebenen Funktionen der Träume vor allem durch den Prozess des Träumens zustande kommen, unabhängig davon, ob diese in einen erinnerbaren Traum münden oder nicht. Somit können die im Folgenden beschriebenen Funktionen von Träumen als Ergebnis der Funktionen des Träumens angesehen werden.

Psychoanalytische Theorien

Mit dem Aufkommen der Psychoanalyse wurden zum ersten Mal psychologische Ursachen anstelle von somatischen Ursachen oder Dämonen für das Auftreten der Albträume angenommen. Gemäß Freuds epochalem Werk »Die Traumdeutung« hat der Traum die Funktion, »der Hüter des Schlafs« zu sein (Freud 1900). Demgemäß erfüllt der

Traum die Funktion, die Wunschbefriedigung aus dem Unterbewussten so umzugestalten, dass sie aufgrund der im Schlaf gelockerten Grenze zum Bewusstsein dieses nicht in voller Stärke überrollt und die Schlafenden ängstigt. Aus dem latenten Trauminhalt wird somit durch die Traumarbeit der manifeste Trauminhalt, der dem Bewusstsein zugänglich ist.

Die psychoanalytische Traumtheorie erlebte mehrere Weiterentwicklungen und Spezifikationen. Als wesentliches Merkmal dieser neueren Ansätze kann festgehalten werden, dass die Bedeutung des manifesten Traums wuchs und die Inhalte und Strukturen des manifesten Traums in den Fokus der Theorie und Therapie rückten. Die vermutlich wichtigste Erweiterung der psychoanalytischen Traumtheorie stammt von Erikson, der die Bedeutung des manifesten Traums betonte und davon ausging, dass der Traum ein Spiegel aktueller zwischenmenschlicher Beziehungserfahrungen sei (Hau 2024). Entsprechend steht der manifeste Trauminhalt auch in direktem Zusammenhang zu tatsächlichen und aktuellen sozialen Erfahrungen. Dennoch wird nach Erikson der manifeste Trauminhalt nicht losgelöst vom latenten Trauminhalt gesehen: Assoziationen zum manifesten Trauminhalt verweisen auf den latenten Trauminhalt, der nach Erikson, vor allem aus aktuellen Übertragungskonflikten gespeist wird.

Von Bedeutung ist ebenfalls der Ansatz von Meltzer (1984), der davon ausgeht, dass emotionale und bedeutungsvolle Erlebnisse neu verarbeitet werden müssen, was im Traum geschieht. Der Traum stellt somit einen Problemlöseversuch und ein Experimentierfeld für das Einüben neuer Ideen dar, ganz ähnlich wie das auch die kognitiven Theorien (siehe unten) annehmen. Eine sehr differenzierte Weiterentwicklung dieses Ansatzes stammt von Moser und von Zeppelin (1999), die in ihrem Traumentstehungsmodell davon ausgehen, »dass der Traum eine Art »Laborsituation« darstellte, in der Lösungsversuche für aktuelle Konflikte gesucht, erprobt und gefunden werden können, bei gleichzeitiger Bearbeitung der damit verbundenen Affekte« (Hau 2024, S. 223). Der Traum wird als Simulationsprozess einer psychologischen »Mikrowelt« aufgefasst, also als ein konfliktreicher Teil der insgesamt viel komplexeren Realität des Individuums, womit in jedem Traum versucht werde, diesen aktualisierten Konflikt zu bearbeiten und zu lösen.

Somit kann festgehalten werden, dass in der psychoanalytischen Literatur der Traum heutzutage als ein »multifunktionaler Prozess verstanden [wird], der nicht nur die Wunscherfüllung beinhalten kann, sondern auch bei der Verarbeitung und Regulierung von Emotionen, der Stressreduzierung, der Gedächtniskonsolidierung, der Problem- und Konfliktlösung hilft und die Entwicklung kreativer Lösungen fördert.« (Hau 2024, S. 225).

Neben der auf Freud zurückgehenden Theorien zum Träumen ist die Theorie von C. G. Jung ein herausragender psychoanalytischer Ansatz zur Theorie und Funktion des Träumens (Roesler 2023). Dieser Ansatz ist auch empirisch sehr gut gestützt. Nach Jung ist der Traum eine Art »spontane Selbstdarstellung der aktuellen Lage des Selbst in symbolischer Ausdrucksform« (Jung 1971). Wie Freud geht auch Jung davon aus, dass der Traum eine Mitteilung enthält, die nicht direkt dem Bewusstsein zugänglich ist. Das Verhältnis des Unbewussten zum Bewusstsein bezeichnet Jung als *kompensatorisch* (Jung 1991), womit die korrigierende Haltung des Unbewussten gemeint ist, die sich auch im Traum, wie auch in Märchen oder Mythen, manifestieren kann. Damit ist gemeint, dass je einseitiger und weniger ausgewogen (in Hinblick auf die von Jung beschriebene Komplementarität der Psyche, wie z. B. Anima und Animus) das bewusste Erleben ist, desto eher erfüllen die Träume die Funktion, den im bewussten Erleben nicht dominierenden Anteil zum Ausdruck zu bringen. Somit bietet das Unbewusste dem Bewusstsein Lösungsmöglichkeiten für die Konflikte an, in denen dieses steckt, oder macht zumindest Vorschläge, wie die Problemsituation aus einer erweiterten Perspektive betrachtet werden kann (Roesler 2024).

Kognitiv-behaviorale Theorien

Verschiedene kognitiv-behavioral ausgerichtete Theorien versuchen die Phänomenologie und Funktion von Träumen zu erklären. Zu nennen sind hier die Kontinuitätshypothese, die Kompensationshypothese und die Mastery-Hypothese mit ihren Erweiterungen zur emotionsregulatorischen und psychotherapeutischen Funktion des Träumens und der Bedrohungssimulation.

Die *Kontinuitätshypothese* geht davon aus, dass das Traumgeschehen eine kontinuierliche Fortsetzung des Wachlebens und Wacherlebens ist (Domhoff 1996). Demzufolge besteht eine konsistente Übereinstimmung zwischen Wach- und Traumgeschehen. Allerdings sollte die Kontinuitätshypothese nicht so eng gesehen werden, dass Träume eine 1:1 Abbildung des Wachlebens sind; vielmehr finden psychische Zustände, die das Wachbewusstsein bestimmen, in Träumen ihre Fortsetzung. Es sind somit die übergeordneten Themen und Motive des Wachlebens, die sich in Träumen ausdrücken, nicht unbedingt deren auf konkrete Situationen oder Ereignisse heruntergebrochenen Ausführungen. Die psychischen Zustände des Wachlebens entsprächen einem Genotyp, der sich in verschiedensten Phänotypen im Traum zeigen kann. Eine konkrete Angstsituation im Traum würde, gemäß der Kontinuitätshypothese, eine tatsächliche Angst im Wachzustand widerspiegeln, die nicht unbedingt die der konkreten geträumten Situation entsprechen muss. Eine zentrale kognitiv-behaviorale Annahme ist auch, dass die kognitiven Schemata des Wachzustands auch im Traum aktiv sind und damit das Traumgeschehen in gleichem Maße wie im Wachzustand modulieren. Das heißt, die Art und Weise, wie wir im Wachleben denken, urteilen und bewerten, findet sich auch im Traum wieder.

Das genaue Gegenteil der Kontinuitätshypothese ist die *Kompensationshypothese*. Diese besagt, dass Träume dazu dienen, Erfahrungen, Erlebnisse und Persönlichkeitsaspekte, die im Wachzustand unterrepräsentiert sind, zu kompensieren (De Koninck & Koulack 1975). Dieser Theorie zufolge, die viele Gemeinsamkeiten mit der Traumtheorie von Jung (1991) hat, würde sich also in Träumen das emotionale oder affektive Gegenstück des Wachzustands ausdrücken. Träume sind dann umso angenehmer, je belastender die Erlebnisse des Wachzustands sind. Träume tragen somit auch zu einer emotionalen Regulation und Ausgeglichenheit bei, indem sie defizitäre Erfahrungen oder Persönlichkeitsanteile nachbilden und zum Ausdruck kommen lassen. Angst- und Albträume würden nach dieser Auffassung eine Auseinandersetzung mit angstbesetzten oder aversiven Situationen darstellen, die im Wachzustand vermieden wird.

Die *Mastery-Hypothese* geht davon aus, dass belastende Ereignisse des Wachlebens in den Träumen auftreten, um so besser verarbeitet zu werden (De Koninck & Koulack 1975). Der Traum hat gemäß dieser Annahme die Funktion, ein gedankliches Probehandeln zu ermöglichen, eine gedankliche Auseinandersetzung mit einem belastenden Ereignis oder einem Problem zu gewährleisten. Damit kommt dem Traum eine adaptive Funktion zu, wie sie auch in den Kompensationstheorien angenommen wird. Gestützt wird diese Annahme durch Befunde, etwa von Barrett (2007), die zeigen konnten, dass Träume helfen, Lösungen für persönliche Probleme zu finden. Dieser Ansatz wird explizit in Erklärungsmodellen aufgegriffen, die dem Traum eine *therapeutische Funktion* zuschreiben (Cartwright 1991; Hartmann 1996; Wright & Koulack 1987). Hierbei verhilft die adaptive Funktion der Träume dazu, Probleme der Realität zu lösen bzw. zu deren Lösung beizutragen und auch starke emotionale Belastungen zu mildern. Die Annahme, dass Träume bzw. das Träumen das psychische Wohlbefinden und die Emotionsregulation fördern und damit einen psychotherapeutischen Effekt hat, basiert somit auf der grundlegenden Annahme, dass das Träumen eine problemlösende Qualität besitzt. Bereits Breger (1967) behauptete, dass Träume emotionale Probleme lösen und daher das psychische Wohlbefinden und die Emotionsregulation fördern. Entsprechend konnte Garfield (1991) zeigen, dass das Träumen die mentale Gesundheit fördert und dazu beiträgt, sich von traumatischen Erlebnissen zu erholen und die Stressoren leichter zu bewältigen. Ganz konkret bezeichnete Cartwright (1991) das Träumen als »Stimmungsregulator« (mood regulator). Sie postulierte, dass das Träumen das Ausmaß negativer Emotionen, die aus negativen Erlebnissen resultieren, reduziert und die Einstellung der Träumenden zu diesen Ereignissen in eine positive Richtung verändert. Kramer (2011) erweiterte ihre Idee und nahm an, dass Träume eine »selektive Stimmungsregulation« gewährleisten. Wie Freud ging er davon aus, dass die Träume den Schlaf schützen, indem sie eine Welle von Emotionen eindämmen, die während des REM-Schlafs auftrete. Ist ein solches Eindämmen nicht erfolgreich, käme es zu Albträumen und zum Erwachen. Wenn es aber erfolgreich ist, löse das Träumen Probleme, die mit aktuellen Emotionen assoziiert sind. Damit führe dies zu positiveren Emotionen, einer verbesserten Stimmung und vermehrtem psychischem Wohlbefinden. Das Träumen hat somit eine emotionsregulatorische und damit letztlich psychotherapeutische Funktion.

Auch wenn die psychotherapeutische Funktion des Träumens eine Hypothese ist und bislang nicht bestätigt werden konnte, so hat sie doch gewichtige Implikationen für die Arbeit mit Träumen in der Psychotherapie. So kann angenommen werden, dass die Arbeit mit Träumen die heilende Funktion der Träume fortsetzt oder verstärkt, indem das emotionsregulierende Moment der Träume in der Therapie aufgegriffen und expliziert wird. Auch kann daraus abgeleitet werden, dass der Fokus der therapeutischen Arbeit mit Träumen auf die Bewältigung belastender, stresshafter Situationen und deren assoziierte negative Emotionen gelegt werden soll. Kritisch zu sehen ist die Frage, ob es eher der Prozess des Träumens selbst ist oder die erinnerten Träume als dessen Resultat, die diese therapeutische Wirkung ausmachen. Falls es das Träumen selbst ist, kann dies durch die psychotherapeutische Traumarbeit nur indirekt beeinflusst werden. Sollten es die produzierten und erinnerten Träume sein, die die emotionsregulierenden Lösungsmöglichkeiten enthalten und die therapeutische Wirkung der Träume ausmachen, so können diese in direkter Art und Weise in der Therapie mit Träumen angegangen werden.

Eine weitere Theorie im Sinne der Mastery-Funktion des Träumens ist die evolutionäre *Thread-Simulation-Theory* (TST; Revonsuo 2000), die davon ausgeht, dass Träume sich im Verlauf der Evolution als hilfreiche mentale Funktion herausgebildet haben, um mit befürchteten und antizipierbaren Bedrohungssituationen besser umgehen zu können. Konkret nimmt die Theorie an, dass in Träumen solche Bedrohungssituationen »durchgespielt« werden, um entweder Bewältigungsstrategien zu entwickeln oder auszuprobieren, oder sich an die Situationen zu habituieren und im Sinne eines »Worst-Case-Szenarios« dieses in-sensu intensiv durchzuleben. (Fast konnte man sagen »per-somnium«, zur Abgrenzung von »in-sensu«, was im Wachzustand erfolgt.) Nach dieser Theorie sind Albträume eine Art virtuelle Darstellung der eigenen Person in der Auseinandersetzung mit bedrohlichen Ereignissen. Die wiederholte Auseinandersetzung mit solchen simulierten Bedrohungen soll helfen, im tatsächlichen Leben mit diesen oder ähnlichen Gefahren besser umgehen zu können. Eine Sonderform der TST ist die Social-Simulation-Theory (SST), die davon ausgeht, dass es vor allem bedrohlich empfundene soziale Situationen sind, die zum Zweck ihrer besseren Bewältigung geträumt werden.

Neurophysiologische Theorien

Träume finden überwiegend im REM-Schlaf statt. Da der REM-Schlaf durch die Aktivität cholinerger Neurone und die Hemmung noradrenerger und serotonerger Neurone (die im Non-REM Schlaf vorherrschen) induziert wird, kann cholinerge Aktivität als traumauslösend oder traumverstärkend angenommen werden. Dopamin scheint für die Entstehung von Albträumen eine bedeutende Rolle zu spielen, insofern der Inhalt von Träumen durch die Gabe von Dopaminagonisten charakteristisch verändert wird: Die Träume werden lebhafter, emotionaler, detaillierter und insgesamt albtraumähnlicher (Bearden 1994; Hartmann 1984).

Von Hobson und McCarley (1977) stammt die Theorie, dass Träume nur ein Zufallsprodukt des Gehirns seien und dass das Traumgeschehen nichts anderes ist als die Zusammenfügung von Bildern, die durch zufällige Reizung des Großhirns durch den Hirnstamm induziert seien. Träume entstehen nach dieser *Aktivierungs-Synthese-Theorie* also nicht als Reaktion auf Gedanken oder Gefühle, sondern sind die Folge ungeregelter Bottom-up-Prozesse aufgrund zufälliger Neuronenaktivität. Der Cortex stelle dann aus einer Vielzahl von Informationen eine willkürliche Traumgeschichte zusammen und es bestehe kein Zusammenhang zum Wachleben. Diese Theorie ist in dieser extremen Position nicht haltbar, sie verweist aber auf den Unterschied zwischen neurophysiologischer Aktivität während des Träumens einerseits und der Konstruktion eines Traumes und der Bewertung derselben durch die Träumenden andererseits.

In direktem Gegensatz zur Aktivierungs-Synthese-Theorie von Hobson und McCarley (1977) steht die *neuro-psychoanalytische Theorie* von Solms (1997), die mit neurophysiologischen und bildgebenden Befunden belegen konnte, dass Träume kein neurophysiologisches Zufallsprodukt sind. Gemäß dieser Auffassung sind Träume die Folge einer während der Traumaktivität bestehenden Aktivierung des dopaminergen Motivationssystems im Zusammenspiel mit einer Verbindung vom Occipital- über den Temporal- zu Parietallappen und schließlich der weißen Substanz des Frontallappens. Durch die geschwächte Inhibition des kontrollierenden Frontallappens, der während des Träumens stark gehemmt ist, werde die Wunscherfüllung während und durch den Traum sichtbar. Damit stellt diese Theorie eine neuropsychologische Bestätigung der Freud'schen Traumtheorie dar (Solms & Turnbull 2010). Des Weiteren konnte Solms (2000) zeigen, dass für die Generierung der Träume nicht unbedingt der Hirnstamm und die sich dort befindenden, den REM-Schlaf induzierenden Areale, notwendig sind, sondern vor allem limbische Vorderhirnstrukturen. Seine Studien mit Menschen, die aufgrund einer Schädigung des Hirnstamms gar keinen REM-Schlaf mehr hatten, erbrachten, dass diese Personen dennoch sehr lebhafte und intensive Träume berichten. Die Befunde von Solms bedeuten nicht, dass der REM-Schlaf für die Träume unwichtig wäre. Sie zeigen aber, dass er allein wohl nicht hinreichend für die Generierung von Träumen ist und die Aktivitäten weitere Hirnareale notwendig sind, um das komplexe Geschehen »Traum« zu erzeugen. Auf der anderen Seite erbrachte er neurophysiologische Evidenz, dass eine Läsion des mesocortical-mesolimbischen dopaminergen Systems die Entstehung von Träumen inhibiert, ohne dass der REM-Schlaf beeinträchtig ist. Somit belegen seine Befunde die Unabhängigkeit des Träumens vom REM-Schlaf (Solms 2000).

Nielsen und Levin (2007) sehen ebenfalls in der psychotherapeutischen Wirkung die Hauptfunktion des Träumens und für sie sind chronische posttraumatische Albträume ein Indikator für das Versagen dieser Funktion. Entsprechend ihres Affective Network Dysfunction-Modells (AND-Modell) zeigen chronische Albträume ein Defizit bei der Integration traumatischer Erfahrungen in die neuronale Netzstruktur des Gedächtnisses an. Diese Integration erfolge normalerweise während des Träumens und führe daher zu einer Bewältigung des Traumas und einem Rückgang der emotionalen Belastung.

1.4 Symptomatik und Klassifikation von Albträumen

1.4.1 Symptomatik von Albträumen

Albträume sind vermutlich den meisten Menschen aus eigenen Erfahrungen bekannt. Vor allem im Kindes- und Jugendalter sind Albträume sehr häufig und stellen in aller Regel keine klinische Störung dar, außer sie würde sehr lange anhalten und/oder zu massiven Beeinträchtigungen (z.B. Angst vor dem Zubettgehen, Leistungsverschlechterung in der Schule) führen. **Grundsätzlich wird zwischen idiopathischen und posttraumatischen Albträumen unterschieden.** Idiopathische Albträume sind – wie der Name sagt – aus sich heraus entstanden, und damit nicht die Folge oder ein Symptom einer anderen Störung. Posttraumatische Albträume treten infolge eines traumatisierenden Ereignisses auf und in ihnen wird das erlebte Trauma in mehr oder weniger identischer Form geträumt (Näheres dazu siehe Kap. 2.2).

Folgende allgemeine Merkmale von Albträumen lassen sich beschreiben:

1. Albträume sind Träume mit einem sehr bedrohlichen Inhalt, der mit *negativen Emotionen* (z.B. Angst, Scham, Ekel, Trauer) begleitet ist.
2. Der *Inhalt* eines Albtraums handelt in der Regel von der Bedrohung des eigenen Lebens oder des Lebens nahestehender Personen durch Angriff, Verfolgung oder sonstige Formen der Ausübung körperlicher Gewalt, dem Erleben von Hilflosigkeit durch körperliche oder psychische Gewalt oder dem Beifügen von Gewalt oder Schädigung an anderen Personen durch den Träumenden selbst.
3. Ein Albtraum führt häufig zum *Erwachen*.
4. Nach dem Erwachen besteht eine sehr *detaillierte Erinnerung* an den Trauminhalt.
5. Das *Erleben* des Albtraums führt zu massiver Angst, Schuldgefühlen, Trauer oder einer Beeinträchtigung des psychischen Wohlbefindens.

Es ist zwischen dem Auftreten von Albträumen und einer Albtraumstörung zu unterscheiden. Eine Albtraumstörung liegt vor, wenn eine Person von wiederholten Albträumen heimgesucht wird, die somit dann zu einem starken Leidensdruck und zu deutlichen Beeinträchtigungen in wesentlichen Lebensbereichen führen. Die Albtraumstörung stellt eine klinisch-relevante Störung dar, die in den gängigen Diagnosemanualen (ICD und DSM) klassifiziert ist.

Idiopathische Albträume treten in der Regel im letzten Drittel des Nachtschlafs auf. Dieser Schlaf zeichnet sich durch das Vorherrschen von langen REM-Schlaf-Episoden aus (Rechtschaffen & Kales 1968) was bedeutet, dass es sich bei den idiopathischen Albträumen um ein Phänomen des REM-Schlafs handelt. Auch wenn bekannt ist, dass in allen Schlafphasen geträumt wird, so besteht für Träume in REM-Phasen eine besonders hohe Traumerinnerung und eine leichte Erweckbarkeit, da während des REM-Schlafs das Gehirn, im Gegensatz zum Non-REM-Schlaf, sehr aktiviert ist (paradoxer Schlaf). Der Non-REM-Schlaf besteht – nach einer neueren Klassifikation – aus drei Non-REM-Schlafstadien (Schlafstadien N1 bis N3), wobei das Schlafstadium N3 als Tiefschlaf bezeichnet wird (American Academy of Sleep Medicine 2008). Der Tiefschlaf tritt überwiegend in der ersten Hälfte der Nacht auf. Da idiopathische Albträume vorwiegend im REM-Schlaf auftreten, liegt die Annahme nahe, dass ein vermehrtes Auftreten von REM-Schlaf mit einem gehäuften Auftreten von Albträumen einhergeht. Allerdings unterscheiden sich posttraumatische Albträume von den idiopathischen Albträumen darin, dass erstere auch in frühen REM-Stadien oder sogar im Non-REM-Schlaf auftreten können (Davis 2009; Schredl 2008).

Das Auftreten von Albtraumen lässt sich nach deren Häufigkeit, Schweregrad und Störungsdauer unterscheiden (siehe Tabelle 1). Mit dem Schweregrad wird hier nicht ein qualitatives, sondern ein quantitatives Maß bezeichnet, nämlich die Anzahl der Albträume pro Woche. Die Belastung durch Albträume kann sowohl durch die Häufigkeit und den Schweregrad ihres Auftretens als auch deren Intensität (Inhalt) bestimmt werden, wobei letzterem für die Albtraumbelastung die größere Bedeutung zukommt. Im Allgemeinen wird zwischen gelegentlichen Albträumen (weniger als zwölf Albträume pro Jahr) und häufigen Albträumen (mehr als zwölf Albträume pro Jahr) unterschieden

(Belicki 1992a). Dabei wird die Auftretenshäufigkeit in der Regel retrospektiv eingeschätzt. Für eine Therapieindikation wird häufig auch ein strengeres Kriterium angewandt, welches von mindestens einem Albtraum pro Woche ausgeht (Levin & Fireman 2002). Häufigkeit und Verlauf der Albträume sind sehr individuell. Manchmal wird über mehrere Albträume pro Woche oder gar pro Nacht berichtet, manchmal treten Albträume über mehrere Wochen oder Monate gar nicht mehr auf. Was die Störungsdauer (Chronizität) betrifft, so können Albträume über Jahre und Jahrzehnte bestehen bleiben. Wenn die Albträume länger als ein halbes Jahr auftreten, bezeichnet man sie als chronisch, bei einer Auftretensdauer unter einem halben Jahr werden sie als akut bzw. subakut bezeichnet (Krakow et al. 1995).

Tab. 1 Auftretenshäufigkeit, Schweregrad und Störungsdauer von Albträumen

Auftretenshäufigkeit	gelegentlich vs. häufig (mehr als 12 Albträume pro Jahr)
Schweregrad	*leicht:* im Mittel weniger als ein Albtraum pro Woche *mittel:* ein oder mehrere Albträume pro Woche, aber nicht in jede Nacht *schwer:* Albträume in jeder Nacht
Störungsdauer	*akut:* seit weniger als 1 Monat *subakut:* seit weniger als 6 Monaten *chronisch:* seit mehr als 6 Monaten

1.4.2 Erscheinungsformen und Inhalte von Albträumen

Die Erscheinungsform von Albträumen lässt sich nach verschiedenen Gesichtspunkten klassifizieren. Grundsätzlich ist zwischen den bereits genannten idiopathischen und posttraumatischen Albträumen zu unterscheiden. Schließlich kann die Erscheinungsform von Albträumen hinsichtlich des Kontextes ihres Auftretens unterschieden werden: Sie können isoliert auftreten oder zusammen mit anderen psychischen oder somatischen Störungen, die aber nicht ursächlich für die Albträume sind (dies wären alles idiopathische Albträume), oder sie treten als posttraumatische Albträume (posttraumatische Wiederholungen) hervor – häufig zusammen mit einer Posttraumatischen Belastungsstörung (PTBS). Die Inhalte idiopathischer Albträume können einmalig in einem Traum auftreten, oft aber treten sie in gleicher oder ähnlicher Weise immer wieder auf. Dabei handeln die verschiedenen Albträume von einem gemeinsamen Grundthema oder Grundmotiv, etwa einer Verfolgungs- oder Versagenssituation. In diesem Fall kann es sich um repetitive Albträume handeln, ohne dass diese jedoch posttraumatische Wiederholungen wären. Posttraumatische Albträume können auch auftreten, ohne dass das Störungsbild einer PTBS vorliegt.

Nachfolgend ist ein Beispiel für einen idiopathischen Albtraum (typischer Verfolgungstraum) bei einer ansonsten psychisch unauffälligen Person geschildert.

Fallbeispiel Frau E.:

Frau E. ist eine 24-jährige Kindergärtnerin, die wiederholt (etwa einmal pro Woche) von Albträumen heimgesucht wird. Albträume hat sie schon seit ihrer Kindheit. In den letzten Jahren hätten sich die Albträume aber auf ein Thema fokussiert. Sie träumt immer davon, dass in ihre Wohnung eingebrochen wird, während sie allein zu Hause ist, und sie bedroht wird.

Ein typischer Traum war, dass ihr Freund morgens aus dem Haus ging, während sie noch im Bett lag. Kurze Zeit später ging die Haustür auf. Sie dachte sich, ihr Freund hätte etwas vergessen und sei deshalb wieder zurückgekommen. Plötzlich stand ein fremder Mann in ihrem Schlafzimmer. Er bedrohte sie mit einer Pistole und zwang sie, ihm alles Geld und Wertsachen auszuhändigen. Dann nahm er sich ihr Handy und schloss die Wohnungstür von außen zu, sodass sie keine Hilfe holen konnte. Nachdem er weg war, konnte sie zuerst vor Angst nicht klar denken, dann allerdings fiel ihr ein, dass sie noch ein altes Handy hatte. Sie rief damit ihren Freund an, der gleich von der Arbeit nach Hause kam und sie gingen zusammen zur Polizei, um Anzeige zu erstatten. Dort erkannte sie voller Entsetzen, dass es sich bei dem Beamten um den Einbrecher handelte. Aus Angst vor ihm und seiner Rache beschrieb sie daraufhin eine ganz andere Person. Sehr deutlich erinnerte sie sich daran, dass der Polizist sie ständig angrinste. Als die Aufnahme des Protokolls fertig war, zischte er ihr zu »Ich krieg dich noch«. Dann sei sie voller Angst und Entsetzen aufgewacht.

Albträume treten oft auch zusammen mit anderen psychischen Störungen, etwa Angststörungen oder Depressionen, auf. Sind sie eine direkte Folge dieser anderen Störungen, können sie als ein Symptom dieser betrachtet werden und werden in der Regel nicht als eigenständige Albtraumstörung klassifiziert – außer die Albträume würden ein zusätzliches Leiden verursachen, das über das Leiden oder die Belastung der komorbiden Störung hinausgeht. Stehen die Albträume in keinem vermuteten kausalen Zusammenhang mit vorhandenen anderen psychischen Störungen, werden sie als idiopathische Albträume betrachtet. In den Albträumen von Patienten mit anderen psychischen Störungen spiegelt sich oft das zentrale Thema dieser anderen Störung wider.

Posttraumatische Albträume können in grundsätzlich drei Formen auftreten (Schreuder et al. 2000). Zum einen als rein *replikative* Albträume, in denen das erlebte Trauma in gleicher Form immer wieder geträumt wird; ähnlich wie dies in den Flashbacks der PTBS-Patienten geschieht. In *gemischt-replikativer* Form der posttraumatischen Albträume ist das erlebte Trauma das Grundmotiv, das aber in variierender Form in den Träumen auftritt. Zum Beispiel träumt eine Person, die als Radfahrerin von einem Auto angefahren wurde, dass sie als Fußgängerin von einem Auto überfahren wird. In der *symbolischen* Form der posttraumatischen Albträume wird das traumatische Ereignis nicht mehr als solches, aber assoziativ oder emotional damit in Verbindung gebracht. Die Person würde dann beispielsweise davon träumen, dass sie einen Rettungswagen sieht, der mit Blaulicht ein Krankenhaus ansteuert. Ein typischer Traum einer Patientin, in dem sie ihre Traumatisierung immer wieder erlebte, ist in dem nachfolgenden Beispiel geschildert.

Fallbeispiel Frau L.:

Frau L., eine Frau mittleren Alters, wurde als ca. 10-jähriges Kind beinahe ein Jahr lang von ihrem Nachbarn körperlich und sexuell gequält und missbraucht, indem er sie fast jeden Nachmittag nach der Schule in seinen Keller lockte, wo er sich über Stunden an ihr verging. In Ihren Albträumen träumte sie stets von der Kellertreppe, die sie zu ihrem Peiniger hinabsteigen musste und wogegen sie sich (auch im Traum) nicht wehren konnte. Konkret träumte sie immer davon, dass sie oben an der Kellertreppe stand, diese hinabschaute und dann voller Angst diese hinabstieg. Unten im Keller angekommen, trat sie hilflos und ohne dass sie aus eigener Kraft dies hätte vermeiden können, ihrem Täter entgegen. Dann erwachte sie, von Angst und Abscheu erfüllt, von dem Traum.

Die ältere Bezeichnung »Angstträume« für Albträume lässt schon klar erkennen, dass Angst ein wesentlicher Affekt während der Albträume ist, sodass angstauslösende Themen einen zentralen Inhalt darstellen. Allerdings sind ängstigende Situationen nur ein – wenn auch ein sehr häufiges – Thema, das in Albträumen auftreten kann. Daneben können auch Inhalte, die zu intensiver Schuld, Verzweiflung, Ekel, Traurigkeit oder Ärger führen, Gegenstand von Albträumen sein (Rose et al. 1992). Während in Albträumen häufig das eigene Leben oder das eigene Ich bedroht werden, sind Albträume, in denen der Träumende Zeuge von Gewalt oder Aggressionen gegen andere wird, ebenfalls nicht selten (Schredl 2008). Da neben der Angst auch viele andere aversive Emotionen in Albträumen auftreten können, schlagen Zadra et al. (2006) vor, dass alle Trauminhalte, die zu negativen Affekten führen, unter die Albträume zu subsumieren sind, wie das auch in den Kriterien des DSM-5 für die Albtraumstörung zu finden ist. In der älteren Literatur war das Erwachen von einem belastenden Traum ein Kriterium, um zwischen Angstträumen und Albträumen zu unterscheiden. Bedrohliche Träume, die nicht zum Erwachen führen, wurden als Angstträume bezeichnet; führten sie zum Erwachen, galten sie als Albträume. Da in den Klassifikationssystemen DSM-5 und ICSD-3 das Erwachen nicht mehr als Merkmal der Albträume aufgeführt wird, ist damit auch die Unterscheidung zwischen Angst- und Albträumen hinfällig geworden.

Bei den von Hall und van de Castle (1966) aufgeführten großen Traumthemen (Aggression, Freundlichkeit, Sexualität, Unglück, Glück, Erfolg, Versagen und Anstrengung, ein bestimmtes Ziel zu erreichen), unterscheiden sich die Albträume von anderen Träumen im Sinne signifikant erhöhter Aggressivität, Sexualität, erhöhten Unglücks, Erfolgs (durch aggressive Akte), Versagen und Anstrengung, ein bestimmtes Ziel zu erreichen (McNamara 2008). Eine besondere Form der aggressiven Akte in Albträumen stellen die sogenannten Täteralbträume dar. Während in den meisten Albträumen die träumende Person das Opfer der gewalttätigen und aggressiven Akte ist, wird sie in den Täteralbträumen selbst zum Aggressor und verletzt, beleidigt oder tötet andere Personen im Traum (Mathes et al. 2018). Täteralbträume sind gar nicht so selten und machen etwa 18 % der Albträume von Menschen aus, die häufig unter Albträumen leiden (Mathes et al. 2018). Es ist naheliegend, dass das Erleben der eigenen Person als Täter in einem Traum zu einer besonderen Belastung führen kann.

Wie bei den idiopathischen Albträumen kann auch bei den posttraumatischen Albträumen der Trauminhalt sehr verschiedenartig sein. Im Gegensatz aber zu den idiopathischen Albträumen handelt es sich dabei um Träume von ursprünglich tatsächlich erlebten bedrohlichen Situationen, die sich somit in der Wirklichkeit zugetragen haben. Auch dies stellt ein Unterscheidungskriterium zu den idiopathischen Albträumen dar, in denen neben real möglichen Situationen (z. B. Verfolgung oder Krankheit) auch unrealistische Situationen (z. B. Bedrohung durch fiktive Monster oder Außerirdische) vorkommen können.

1.5 Epidemiologie und Verlauf

Die epidemiologischen Angaben über die Prävalenz von Albträumen in der Bevölkerung variieren je nach Untersuchung. Spoormaker et al. (2006) kommen nach einer Übersicht über Studien zur Prävalenz der Albträume zu dem Resultat, dass die Prävalenzraten für die erwachsene Allgemeinbevölkerung zwischen 1 und 8 % liegen. Eine mittlere Prävalenzrate von 5 % für das wiederholte Auftreten von Albträumen bei Erwachsenen scheint ein sehr realistischer Wert für die Allgemeinbevölkerung zu sein und wurde mehrfach in verschiedenen Ländern repliziert (Bixler et al. 1979; Ohayon et al. 1997). Dabei sind hier vor allem idiopathische Albträume und posttraumatische Albträume ohne Traumafolgestörung erfasst. Die Prävalenz der posttraumatischen Albträume bei PTBS wird in der Regel über das Vorhandensein einer PTBS erfasst und ist in deren Prävalenzraten enthalten. Bei klinischen Stichproben, beispielsweise bei Patienten mit Substanzmissbrauch, einer

Borderline-Persönlichkeitsstörung oder einer Störung aus dem schizophrenen Formenkreis sind die Prävalenzraten weit höher (Krakow & Zadra 2006). Trotz der nicht geringen Prävalenzraten ist die Rate derer, die wegen ihrer Albträume Hilfe suchen, gering (Schredl & Göritz 2014; Thünker et al. 2014).

Die Häufigkeit berichteter (idiopathischer) Albträume ist bei Kindern sehr hoch und geht nach der Pubertät und Adoleszenz deutlich zurück. Retrospektiv geben 70 bis 90% aller jungen Erwachsenen an, sich an Albträume in ihrer Kindheit zu erinnern. Die Prävalenz von Albträumen ist bei Kindern zwischen sechs und zehn Jahren am höchsten, wobei Mädchen etwa ab dem Alter von zehn Jahren öfter unter Albträumen leiden als Jungen (Schredl & Pallmer 1998). Allerdings gelten Albträume bei Kindern primär nicht als pathologisch. Im Erwachsenenalter nimmt die Albtraumhäufigkeit mit zunehmendem Lebensalter weiter ab (Schredl 1999) und im hohen Erwachsenenalter treten Albträume bei ansonsten gesunden Personen selten auf.

Vor allem das Geschlecht hat einen differenziellen Einfluss auf die Prävalenz von Albträumen, so berichten Frauen im Allgemeinen von deutlich mehr Albträumen als Männer (Levin & Fireman 2002; Ohayon et al. 1997; Stepansky et al. 1998). Allerdings könnte dies auch auf soziale Erwartungen zurückzuführen sein, durch die Männer weniger bereit sind, von solchen Erlebnissen zu berichten (Hartmann 1984; Kales et al. 1980). In einer umfangreichen Internet-Befragung kamen Nielsen et al. (2006) zu dem Ergebnis, dass die Albtraumhäufigkeit bei Frauen im Alter von 10 bis 19 Jahren bis zum Alter von 20 bis 39 Jahren zunimmt und dann bis zum Alter von 50 bis 59 Jahren wieder sinkt. Bei Männern bleibt die Albtraumhäufigkeit im Alter von 10 bis 19 Jahren bis zum Alter von 30 bis 39 Jahren stabil und sinkt zum Alter von 50 bis 59 Jahren.

Der Rückgang der Albtraumhäufigkeit mit zunehmendem Alter scheint vor allem für die gelegentlichen Albträume (weniger als zwölf Albträume pro Jahr) zuzutreffen. Häufige Albträume (mehr als zwölf Albträume pro Jahr) hingegen persistieren eher über einen längeren Zeitraum. Betroffene berichten oft darüber, dass häufige Albträume über Jahre und Jahrzehnte bestehen bleiben und die Albtraumhäufigkeit oft sogar noch zunimmt. In der Psychotherapeutischen Praxis dürften akute Albträume (Störungsdauer kürzer als ein halbes Jahr) selten zu beobachten sein, da oft erst ihre Chronifizierung zu einem Leidensdruck führt, der die Patient:innen eine Therapie aufsuchen lässt. Dies gilt auch für die posttraumatischen Albträume, wo neben dem Auftreten von Albträumen die Patient:innen in aller Regel wegen der anderen Symptome der PTBS eine Psychotherapie aufsuchen.

1.6 Klassifikation

Albträume werden allgemein den *Parasomnien* zugerechnet, also zu jenen Formen der Schlafstörungen, bei denen nicht eine Störung der Schlafmenge oder des Schlaf-Wach-Rhythmus im Vordergrund steht, sondern eine Störung der Schlafqualität durch im Schlaf auftretende Ereignisse.

Albträume werden im ICD-10 unter dem Kapitel F5 »Verhaltensauffälligkeiten mit körperlichen Störungen und Faktoren« klassifiziert und sind dort in dem Unterkapitel F51 »nichtorganische Schlafstörungen« aufgeführt und mit der Nummer F51.5 kodiert (Dilling et al. 1991). Analog finden sich die Albträume im DSM-5 im Kapitel Schlaf-Wach-Störungen in dem Unterkapitel »Parasomnien«, zusammen mit den Non-REM-Parasomnien und der REM-Schlaf-Verhaltensstörung als Albtraum-Störung (American Psychiatric Association 2013). Ihre Kodierung im DSM-5 ist wie im ICD-10 ebenfalls die F51.5. Im ICD-11 wird die Albtraumstörung in der Kategorie 07 Schlaf-Wach-Störungen, unter dem Unterkapitel »Parasomnien mit Bezug zum REM-Schlaf« mit dem Code 7B01.2 gelistet (https://www.bfarm.de/DE/Kodiersysteme/Klassifikationen/ICD/ICD-11/uebersetzung/_node.html). Die diagnostischen Kriterien der Albträume unterscheiden sich zwischen der ICD-10 und dem DSM-5 geringfügig. Jedoch ist im DSM-5, im Gegensatz zum DSM-IV, das Erwachen aus einem Albtraum nicht mehr als Kriterium genannt. Die diagnostischen Kriterien für Albträume bzw. die Albtraumstörung gemäß ICD-10 und DSM-5 finden sich in Tabelle 2.

Das differenzierteste Klassifikationssystem für Schlafstörungen ist die International Classification of Sleep Disorders (ICSD) der American Academy of Sleep Medicine. Sie wurde zuerst 1990 herausgegeben und liegt seit 2014 in einer dritten überarbeiteten Auflage (ICSD-3) vor (American Academy of Sleep Medicine 2014). Die ICSD-3 umfasst sechs Hauptgruppen, wovon eine die Parasomnien ist, unter denen die Albtraum-Störung, zusammen mit der REM-Schlaf-Verhaltensstörung und der periodischen isolierten Schlafparalyse, zu der Unterkategorie der REM-Schlaf-Parasomnien subsumiert ist. Zu den Parasomnien zählen nach der ICSD-3 noch zwölf weitere Störungen. In der ICSD-3 wird die Albtraumstörung wie auch im ICD-10 und DSM-5 mit der Ziffer F51.5 kodiert. Die ICSD findet aufgrund ihrer Differenziertheit vor allem in der Schlafforschung und Schlafmedizin Anwendung und ermöglicht eine sehr genaue Klassifikation und Kodierung schlafspezifischer und schlafassoziierter Symptome und Störungsbilder.

1.7 Diagnostik von Albträumen und der Albtraumstörung

Nach den gängigen Klassifikationssystemen für psychische Störungen (ICD und DSM) kann das (wiederholte) Auftreten von Albträumen, sofern dies mit einem Leidensdruck oder Beeinträchtigungen verbunden ist, als psychische Störung klassifiziert werden. Die Diagnosekriterien für die Albtraumstörung finden sich in Tabelle 2.

Tab. 2 Diagnostische Kriterien für Albträume nach ICD-10 bzw. DSM-5

ICD-10	DSM-5
A. Aufwachen aus dem Nachtschlaf oder nach kurzem Schlafen mit detaillierter und lebhafter Erinnerung an heftige Angstträume, meistens mit Bedrohung des Lebens, der Sicherheit oder des Selbstwertgefühls. Das Aufwachen erfolgt dazu zeitunabhängig, typischerweise aber während der zweiten Hälfte des Nachtschlafes.	A. Wiederholtes Auftreten von ausgedehnten, extrem dysphorischen und gut erinnerten Träumen, die üblicherweise Bemühungen enthalten, Bedrohungen des Überlebens, der Sicherheit oder der körperlichen Integrität zu vermeiden, und die meist in der zweiten Hälfte der Schlafperiode stattfinden.
B. Nach dem Aufwachen aus ängstigenden Träumen wird die betroffene Person rasch orientiert und munter.	B. Beim Erwachen aus den dysphorischen Träumen sind die Betroffenen schnell orientiert und alert.

ICD-10	DSM-5
C. Das Traumerleben selbst und die Störung des Schlafes, die durch das Aufwachen zusammen mit den Episoden resultiert, verursachen bei den Betroffenen einen deutlichen Leidensdruck.	C. Die Schlafstörung verursacht in klinisch bedeutsamer Weise Leiden oder Beeinträchtigungen in sozialen, beruflichen oder anderen wichtigen Funktionsbereichen.
D. Verursachende organische Faktoren fehlen, wie z. B. neurologische und andere somatische Krankheitsbilder, Störungen durch Einnahme psychotroper Substanzen oder eine Medikation.	D. Die Albträume sind nicht Folge der physiologischen Wirkung einer Substanz (z. B. Substanz mit Missbrauchspotential, Medikament).
	E. Gleichzeitig bestehende psychische Störungen oder körperliche Erkrankungen können die vorherrschenden Beschwerden dysphorischer Träume nicht erklären.

Die Dauer der Albtraumstörung und der Schweregrad gemäß DSM-5 werden nach den in Tabelle 1 wiedergegebenen Kriterien bestimmt. Es ist zu beachten, dass – wie bereits erwähnt – die Belastung durch Albträume nur bedingt mit deren Auftretenshäufigkeit zusammenhängt.

Es ist nicht der einzelne Albtraum, der als Störung klassifiziert wird, sondern erst das wiederholte Auftreten von Albträumen, das mit Beeinträchtigungen und Leiden verbunden ist, macht die Störung aus. In den Diagnosekriterien des DSM-5 wird darauf verwiesen, dass die Albträume, um als solche klassifiziert zu werden, nicht ausschließlich die Folge einer anderen psychischen Störung oder körperlichen Erkrankung sein dürfen. Dieses Kriterium ändert aber nichts daran, dass beispielsweise die im Rahmen einer Posttraumatischen Belastungsstörung auftretenden Albträume (posttraumatische Wiederholungen) Albträume sind, auch wenn in diesem Fall die übergeordnete Störung, also die PTBS, klassifiziert wird. Das gleiche gilt für die vermutete Verursachung der Albträume durch die Wirkung einer Substanz oder eines medizinischen Krankheitsfaktors: Auch hier handelt es sich seitens des Erlebens der Albträume und ihrer Konsequenzen um »echte« Albträume, allerdings werden sie, da die Verursachung klar auf medizinische Faktoren oder eine Substanz zurückführbar ist, unter diesen Störungen oder Krankheitsbildern klassifiziert.

Die Diagnose von Albträumen, und damit auch einer Albtraumstörung, basiert letztlich auf dem subjektiven Traumerleben der entsprechenden Person und damit deren Einschätzung und Bewertung eines Traumes als Albtraum und den damit einhergehenden Konsequenzen hinsichtlich psychischer Belastung und Beeinträchtigung durch die Träume. Entsprechend gibt es, abgesehen von den Kriterien des Erlebens dysphorischer Träume, keine weiteren objektivierbaren Kriterien zur Albtraumdiagnose. Folglich gibt es keine standardisierten Messinstrumente zur Bestimmung der Ausprägung einer Albtraumstörung. Hingegen gibt es Fragebögen, die die Belastung durch Albträume erfassen und quantifizieren, wie den »Nightmare Distress Questionnaire« (NDQ; Belicki 1992b; deutsch: Böckermann et al. 2014; s. Kasten S. 34), Fragebögen, die die Konsequenzen von Albträumen erfassen, wie den »Fragebogen zu Verhaltenseffekten von Albträumen« (Pietrowsky & Köthe 2003; s. Kasten S. 35) oder Items zur Erfassung der Albtraumhäufigkeit und -dauer im Mannheim Dream Questionnaire (MADRE; Schredl et al. 2014). Darüber hinaus haben sich bestimmte Fragebögen zur Erfassung von Albtrauminhalten bewährt, diese finden sich etwa bei Thünker und Pietrowsky (2021).

Damit ergibt sich ein recht einfaches Vorgehen bei der Diagnose von (a) Albträumen und (b) der Albtraumstörung. Albträume liegen vor, wenn die Person sehr bedrohliche Träume erlebt, die üblicherweise mit einer Bedrohung des Lebens, der Sicherheit oder des Selbstwertgefühls einhergehen, sie eine recht gute Erinnerung an diese Träume hat und nach dem Erwachen schnell orientiert ist und weiß, dass die erlebten Inhalte ein Traum waren. Eine Albtraumstörung liegt dann vor, wenn diese Träume subjektives Leiden oder Beeinträchtigungen verursachen. Eine Albtraumstörung kann nicht nur durch idiopathische Albträume, sondern auch durch posttraumatische Albträume entstehen, sofern aufgrund des Traumas keine Traumafolgestörung vorliegt. Die Schwere der Albtraumstörung kann anhand der in Tabelle 1 genannten Kriterien eingeschätzt werden. Darüber hinaus kann der NDQ zur Quantifizierung der Albtraumbelastung herangezogen werden (s. Kasten S. 34). Zusätzliche diagnostische Angaben können dem MADRE

(Schredl et al. 2014) und dem Fragebogen zum Verhalten nach einem Albtraum (Pietrowsky & Köthe 2003) entnommen werden. Der MADRE erfragt neben vielen anderen quantitativen und qualitativen Angaben zu Träumen auch die Häufigkeit von Albträumen und deren Chronizität. Im Fragebogen zum Verhalten nach einem Albtraum (s. Kasten S. 35) werden Reaktionen und Verhaltensweisen auf einen Albtraum erfragt, die sechs Bereichen zugeordnet werden können (physiologische Reaktionen, emotionale Reaktionen, Sorgen, verhaltensmäßige Bewältigungsversuche, Erklärungsversuche und Bagatellisierung). Der Nightmare Effects Questionnaire (NEQ; Schlarb et al. 2016) erfasst die Traum- und Albtraumerinnerung sowie die Albtraumfolgen anhand von sechs Dimensionen. Diese Dimensionen sind Emotionsregulation, Stress und Aggressivität, Depression, Aufmerksamkeit/Konzentration, Angst und Hyperaktivität. Der Fragebogen misst die Albtraumfolgen im Sinne der Auswirkungen auf das Tagesbefinden.

Items der deutschen Übersetzung des Nightmare Distress Questionnaire (NDQ)
(nach Böckermann et al. 2014)

1. Wenn Sie von einem Albtraum aufwachen, merken Sie, dass Sie weiter über den Albtraum nachdenken und Schwierigkeiten haben, ihn aus Ihrem Kopf zu bekommen?
2. Haben Sie jemals gemerkt, dass Ihnen jemand zuwider war oder Sie sich vor jemanden fürchteten, weil er/sie in Ihrem Albtraum vorkam?
3. Haben Sie Angst einzuschlafen, weil Sie einen Albtraum haben könnten?
4. Nachdem Sie von einem Albtraum aufgewacht sind, hatten Sie Schwierigkeiten wieder einzuschlafen?
5. Wird Ihre Schlafqualität durch Albträume gestört?
6. Haben Sie Schwierigkeiten, mit Ihren Albträumen umzugehen?
7. Haben Sie das Gefühl, ein Problem mit Albträumen zu haben?
8. Beeinflussen Albträume Ihr Wohlbefinden?
9. Hatten Sie jemals das Gefühl, dass etwas, das in Ihren Albträumen vorkam, in Wirklichkeit geschehen ist?

10. Sagen Ihre Albträume die Zukunft voraus?
11. Wenn Sie einen Albtraum haben, ist Ihnen dieser nach dem Erwachen schon einmal so real vorgekommen, dass Sie Schwierigkeiten hatten, sich davon zu überzeugen, dass es »nur ein Traum« war?
12. Haben Sie im Laufe des vergangenen Jahres ins Auge gefasst, wegen Ihrer Albträume professionelle Hilfe aufzusuchen?
13. Wenn es ein Programm geben würde, das Ihnen helfen könnte, Ihre Albträume zu kontrollieren oder zu stoppen, wie interessiert wären Sie, daran teilzunehmen?

Items des Fragebogens zum Verhalten nach einem Albtraum
(modifiziert nach Pietrowsky und Köthe 2003)

1. Physiologische Reaktionen
   - Der Traum löste Schweißausbrüche bei mir aus.
   - Der Traum löste Zittern bei mir aus.
   - Der Traum löste Herzjagen bei mir aus.
   - Der Traum löste Übelkeit in mir aus.

2. Emotionale Reaktionen
   - Bei der Erinnerung an den Albtraum fühlte ich mich mutlos.
   - Wegen des Albtraums fühlte ich mich tagsüber nervös und unruhig.
   - Bei der Erinnerung an den Albtraum hatte ich Angst.
   - Bei der Erinnerung an den Albtraum empfand ich Ekel.
   - Ich habe Angst, heute Abend schlafen zu gehen, weil ich etwas Schlimmes träumen könnte.
   - Durch den Albtraum fühlte ich mich tagsüber in meiner Stimmung beeinträchtigt.
   - Ich fühlte mich unfähig für die Bewältigung der Tätigkeit am Tag.
   - Ich fühlte mich tagsüber »gestresst« (belastet, aufgeregt).
   - Ich bin verunsichert und habe Angst, der Albtraum könnte sich realisieren.
   - Ich schäme mich wegen des Traums.

3. Sorgen aufgrund der Albträume
   - Ich würde mich nicht trauen, mit jemanden über den Inhalt des Traums zu sprechen, weil er etwas Schlimmes über mich verraten könnte.
   - Die Bilder des Albtraums gingen mir tagsüber immer wieder durch den Kopf.
   - Ich bin über den Traum schockiert, befürchte, er könnte etwas Schlimmes über mich aussagen.
   - Der Inhalt des Angsttraums hat mich beschäftigt.
   - Ich habe mir Sorgen gemacht, dass irgendetwas mit mir nicht in Ordnung ist
   - Ich hatte Schuldgefühle (z.B. Gedanken »Wie kannst du so etwas träumen?«).
   - Der Albtraum enthält eine wichtige Botschaft, die ich ernst nehme.
   - Ich sehe den Albtraum als eine Vorhersage für ein zukünftiges Unglück.
   - Ich habe über Personen (Objekte), die im Traum vorkamen immer wieder nachgedacht.

4. Verhaltensmäßige Bewältigungsversuche
   - Ich habe versucht, mich durch Tätigkeiten von dem Albtraum abzulenken.
   - Ich habe versucht, mich durch die Vorstellung schöner Dinge abzulenken.
   - Ich würde wegen des Traums therapeutische Hilfe in Anspruch nehmen.
   - Ich habe mich nach dem Albtraum mit Literatur zum Thema »Träume« beschäftigt.
   - Ich habe wegen des Albtraums mein Horoskop gelesen.
   - Ich habe versucht, den Traum zu deuten.
   - Ich bin an der Aufklärung des Albtraums interessiert, weil ich mir Hilfe davon verspreche.
   - Ich musste nach dem Traum mit jemandem sprechen.
   - Der Albtraum ist für mich ein Anlass, ein ungelöstes Problem in Angriff zu nehmen.

5. Erklärungsversuche
   - Ich betrachte den Albtraum als einen Hinweis, dass mit meinem Leben etwas nicht in Ordnung ist.
   - Ich führe den Albtraum auf ein bestimmtes Ereignis in meinem Leben zurück.
   - Der Traum hat mich an ein ungelöstes Problem in meinem Leben erinnert.

6. Bagatellisierung
   - Ich habe versucht, den Albtraum zu ignorieren.
   - Träume sind nur Schäume, man sollte sie schnell vergessen.
   - Das Nachdenken über den Traum empfinde ich als reine Zeitverschwendung.
   - Der Traum war für mich bedeutungslos.
   - Nach dem Aufwachen war ich erleichtert, weil alles nur ein Traum war.

1.7.1 Differenzialdiagnose

Eine differentialdiagnostische Abklärung ist vor allem für idiopathische Albträume von Relevanz und für posttraumatische Albträume in den meisten Fällen nicht nötig, da sich deren Evidenz meist eindeutig aus dem Vorliegen eines Traumas ergibt. Differenzialdiagnostisch sind Albträume von anderen Schlafstörungen abzugrenzen. Hier ist am wichtigsten die Abgrenzung zum Pavor nocturnus und zum Schlafwandeln. Des Weiteren ist differenzialdiagnostisch abzuklären, ob die Albträume im Rahmen einer anderen psychischen Störung (z.B. PTBS) auftreten, sodass sie als Symptom dieser Störung angesehen werden können.

Abgesehen vom Pavor nocturnus und dem Schlafwandeln, zwei Parasomnien, die als Non-REM-Arousalstörungen bezeichnet werden, da sie vorrangig im Non-REM-Schlaf auftreten, gibt es auch (seltene) Parasomnieformen, die von Albträumen differenzialdiagnostisch zu unterscheiden sind. Dies sind die REM-Schlaf-Verhaltensstörung und die Schlafparalyse, die in Kapitel 4 näher betrachten werden sollen.

Abgrenzung zum Pavor nocturnus

Im Gegensatz zu den Albträumen handelt es sich beim Pavor nocturnus um ein Aufwachen aus dem Schlaf, meist aus dem Tiefschlaf, das durch eine massive körperliche Erregung bei gleichzeitig fehlender oder nur sehr schwacher, fragmentierter Erinnerung an den Trauminhalt gekennzeichnet ist, während beim Albtraum definitionsgemäß eine detaillierte Erinnerung an den Trauminhalt besteht. Das Aufwachen beim Pavor nocturnus ist typischerweise ein Aufschrecken, das oft mit einem lauten Schrei begleitet wird. Die Betroffenen sind zunächst nicht oder nur unzureichend orientiert, was beides für Albträume eher ungewöhnlich ist. Aus Albträumen erwachen Menschen angstvoll, aber meistens still, und sind nach kürzester Zeit voll orientiert. Die körperliche (vegetative) Erregung beim Pavor nocturnus ist extrem und auch deutlich sichtbar, die Betroffenen sind schweißgebadet und weisen eine deutlich erhöhte Herzschlag- und Atemfrequenz auf. Ein Mensch im Pavor nocturnus ist auch kaum zu beruhigen oder zu trösten. Die vegetative Erregung beim idiopathischen Albtraum ist in der Regel deutlich geringer, die Angstsymptome betreffen vor allem die subjektiv-kognitive und emotionale Ebene des Verhaltens, weniger die physiologische und motorische. Hingegen kann bei posttraumatischen Albträumen auch eine sehr starke vegetative Angstreaktion auftreten. Während Albträume in der Regel in den REM-Phasen und damit in den Morgenstunden auftreten, ist der Pavor nocturnus ein Geschehen des Non-REM-Schlafs (vor allem zum Ende des Tiefschlafs). Diese Tatsache kann auch erklären, warum im Pavor nocturnus eine so schwache Traumerinnerung besteht, da Non-REM-Träume in der Regel nicht gut erinnert oder berichtet werden. In den neueren Diagnoseinstrumenten (DSM-5 und ICSD-3) wird der Pavor nocturnus (zusammen mit dem Schlafwandeln) daher unter der Kategorie der Non-REM-Arousalstörungen klassifiziert. Die Diagnosekriterien nach ICD-10 (F51.4) und DSM-5 (F51.46) sind relativ ähnlich.

Abgrenzung zum Schlafwandeln

Das Schlafwandeln (Somnambulismus) ist dem Pavor nocturnus nahe verwandt und zeichnet sich dadurch aus, dass die Betroffenen während des Schlafs das Bett verlassen und in der Wohnung oder gar außerhalb der Wohnung umhergehen. Im Gegensatz aber zum Pavor nocturnus und zum Albtraum findet kein Erwachen statt, die Betroffenen sind in der Regel ja sogar schwer erweckbar und kaum ansprechbar. Ähnlich wie beim Pavor nocturnus besteht nach dem (späteren) Erwachen keine oder nur eine sehr schwache Erinnerung an Trauminhalte. Schlafwandeln tritt in der Regel auch im Tiefschlaf auf, also im ersten Drittel der Nacht. Ängstigende oder erschreckende Trauminhalte, die beim Pavor nocturnus und beim Albtraum zum Erwachen führen, können beim Schlafwandeln oft nur vermutet werden, auch wenn es manchmal Hinweise dafür gibt, dass Somnambule vor einer Person oder einem Ereignis zu fliehen scheinen. Die Nähe zwischen Pavor nocturnus und Schlafwandeln zeigt sich auch in den DSM-5- und ICSD-3-Klassifikationen, wo beide Störungen der Gruppe der Non-REM-Arousalstörungen zugerechnet werden.

Im Gegensatz zur ausgeprägten motorischen Reaktion beim Schlafwandeln kommt es bei Albträumen – trotzt zum Teil intensiv im Traum erlebter und berichteter motorischer Handlungen (weglaufen, irgendwo herunterspringen, um sich schlagen, etc.) – zu keinen Körperbewegungen. Dies ist der Tatsache zu verdanken, dass die Albträume in aller Regel während des REM-Schlafs auftreten, in der es zu einer Suppression der muskulären Aktivität kommt (REM-Schlaf-Atonie; Rechtschaffen & Kales 1968). Durch diese Inhibition der quergestreiften Muskulatur wird ein Ausagieren der lebhaften Träume während des REM-Schlafs und damit eine Gefährdung unterbunden. Die Diagnosekriterien für Schlafwandeln nach ICD-10 (F51.3) und DSM-5 (F51.3) sind sehr ähnlich.

1.8 Ätiologische Modelle zur Entstehung von Albträumen

Nachdem im Kapitel 1.3 Theorien und Modelle vorgestellt wurden, die die Entstehung und Funktion von Träumen im Allgemeinen zu erklären versuchen, werden in diesem Kapitel Theorien und ätiologische Modelle beschrieben, die explizit die Entstehung von Albträumen erklären. Es ist nicht überraschend, dass dabei wieder die Unterteilung in vorwiegend psychoanalytische, kognitive und neurophysiologische Theorien auftritt, auch wenn sich gemäß der aktuellen Forschung diese Grenzziehungen immer mehr auflösen.

Psychoanalytische Theorien

Gemäß der psychoanalytischen Auffassung, dass der Traum der Hüter des Schlafs sei, sind Albträume nicht ohne weiteres in dieses Theoriegebäude zu integrieren, da diese ja gerade nicht den Schlaf des Schläfers schützen, sondern ihn erwecken. Freud versuchte dieses Dilemma zu lösen, indem er Angst- und Strafträume in späteren Schriften zwar weiterhin der Wunscherfüllung unterordnete, aber nicht der Wunscherfüllung libidinöser Es-Impulse, sondern der Erfüllung übergeordneter strafender Wünsche des Über-Ichs (Freud 1916/17). Unter dem Einfluss der Kriegsneurosen der Soldaten des Ersten Weltkrieges (die wir heute vermutlich als PTBS diagnostizieren würden), sprach Freud davon, dass die repetitiven posttraumatischen Albträume aus einem »Wiederholungszwang« resultieren würden, der den Versuch darstellt, die traumatische Erfahrung dadurch zu bewältigen, dass man (im Traum) immer wieder zu ihr zurückkehre. Dieser Wiederholungszwang sei nicht mit normalen Träumen vergleichbar (Freud 1920).

Erklärungsansätze von Jung (1991) und Ferenczi (1934) spiegeln eine Weiterentwicklung des psychoanalytischen Erklärungsmodells für Albträume wider, das Albträumen eine Funktion zuschreibt, die darin besteht, problemlösend zu wirken. Nach Ferenczi (1934) ist jeder Traum, auch der Albtraum, der Versuch, traumatische Erlebnisse einer besseren psychischen Bewältigung zuzuführen. Der Traum ist ein Mittel »zur psychologischen Selbststeuerung, indem er automatisch alles Verdrängte und nicht Beachtete oder nicht Gewusste hervorbringt« (Jung 1991). In Bezug auf Albträume bedeutet das, dass die Schlafenden sich in den Albträumen ihrer bedrohlichen Persönlichkeitsanteile bewusst werden. Daher kann man nach Jung sogar von der »Notwendigkeit der Albträume für die Seele sprechen, die das Individuum zu dem werden lassen, was es ist, anstatt es durch Abspaltungen von sich selbst zu entfremden« (Strunz 1987, S. 308).

Neure psychoanalytische Ansätze beschreiben auch die problemlösende Funktion des Träumens (z. B. Wittmann 2024). Ebenso wird – wie bereits erwähnt – die Rolle des Träumens zur Affektregulation betont (Moser & von Zeppelin 1999). Ein Albtraum wird entsprechend dieser Annahmen »als ein Traum betrachtet, bei dem die emotionsregulierende Funktion nicht ausreichend effektiv ist, so dass es zur Entwicklung unkontrollierbar stark negativer Affekte kommt und der Traum ... nur noch über Aufwachen abgebrochen werden kann.« (Wittmann 2024, S. 250). Wie Träume allgemein, werden auch Albträume nicht als zu beseitigendes Symptom gesehen, sonders als Möglichkeit, zugrundeliegende Konflikte oder Problematiken zu erkennen. Somit ist ihre Entstehung auch an personelle Konflikte oder Problematiken geknüpft. Insbesondere posttraumatische Albträume sind das Resultat relevanter prädisponierenden persönlichen Faktoren und struktureller Merkmale der Person, die für die Entwicklung einer PTBS von Bedeutung sind. Je nach Art des Albtraums (replikativ oder symbolisch) drücken sich unterschiedliche Kompetenzen für die Verarbeitung traumatischer Erfahrungen in ihm aus. Je symbolischer ein posttraumatischer Albtraum ist, desto kompetenter sei die Person für die Integration traumatischer Erfahrungen.

Nach weiterer psychoanalytischer Auffassung ist die Ausbildung posttraumatischer Albträume auch vom Zeitpunkt der Traumerfahrung und vom aktuellen Kontext abhängig (Wittmann 2024). So würden etwa Tagesereignisse des Vortrages oder aktuelle Konflikte den Inhalt der posttraumatischen Albträume mitbestimmen. Diese Auffassung impliziert allerdings auch, dass es keine »reinen« posttraumatischen Albträume gibt, sondern diese eine Mischung aus traumatischen Erinnerungen, aktuellen Konflikten und Tagesresten darstellen, was durch Lansky und Bley (1995) empirisch bestätigt werden konnte.

Emotionsregulation

Wie in Kapitel 1.3 bereits beschrieben, nimmt Hartmann (1996; 1998) an, dass die wesentliche Funktion des Träumens eine Heilung von traumatischen Erfahrungen durch emotionales Problemösen sei und er betonte damit den psychotherapeutischen Effekt des Träumens. Konkret sollten während des Träumens neue neuronale (assoziative) Verbindungen zu den und zwischen den neuronalen Strukturen, die dem Traumagedächtnis zugrunde liegen, gebildet werden. Damit würden Assoziationen zu dem Traumagedächtnis hinzugefügt, die mit einer Bewältigung des Traumas und einer Integration des traumatischen Geschehens in das autobiographische Gedächtnis einhergehen. Auch wenn dieser Mechanismus der Bewältigung starker negativer Emotionen im Traum in allen Träumen stattfindet, würde er sich insbesondere in den posttraumatischen Träumen bemerkbar machen. Als Folge dieses Prozesses würden die posttraumatischen Träume dann weniger intensiv und von einer rein replikativen Form in eine das Trauma symbolisierende Form übergehen (siehe Kap. 3). Hartmann vergleicht diese Funktion des Träumens explizit mit den Prozessen in einer Psychotherapie, worin in beiden Fällen an einem sicheren Ort neue Verbindungen geschaffen würden (Hau 2024).

Neurophysiologische Ansätze

Die ebenfalls bereits in Kapitel 1.3 erwähnte neurophysiologische Theorie von Nielsen und Levin (2007) versucht vorrangig die Entstehung von Albträumen zu erklären. Diese Theorie nimmt an, dass Albträume die Folge einer verminderten Furchtextinktion sind. Nielsen und Levin (2007) nehmen in ihrem *Affective Network Dysfunction Model* (AND) an, dass ein persistierendes Vorhandensein posttraumatischer Albträume ein Versagen der Integration des traumatischen Ereignisses in die neuronalen Gedächtnisstrukturen widerspiegelt. Diese Integration würde normalerweise während des Träumens stattfinden und ermöglicht eine emotionale Heilung, ähnlich wie das die therapeutische Funktion der Mastery-Hypothese beschreibt. Konkret geht dieses Modell davon aus, dass Albträume dann entstehen, wenn bei einer Person eine hohe affektive Last (affective load) und eine hohe affektive Belastung (affective distress) vorliegen. Das heißt, wenn stressreiche Ereignisse (affective load) auf eine geringe Möglichkeit, negative Emotionen zu regulieren (affective distress), treffen. Die affektive Last ist definiert als der Einfluss stressreicher und emotional negativer Ereignisse auf die individuelle Fähigkeit zur Emotionsregulation. Die emotionale Belastung hingegen als überdauernde Verhaltenstendenz, auf Stressoren mit negativen Emotionen und Belastung zu reagieren. Neurophysiologisch entspricht dies einer hyperaktiven Amygdala zusammen mit einer Beeinträchtigung frontaler regulatorischer Bahnen, vor allem des medialen präfrontalen Cortex. Als negative Folge dieses neurophysiologischen Zustands, können furchtassoziierte Gedächtnisfragmente nicht in das autobiographische Gedächtnis integriert werden, womit die Furchtextinktion abgeschwächt ist. Aufgrund der fehlenden oder verminderten Furchtextinktion wird somit die Löschung dieser negativen affektiven Gedächtnisfragmente verhindert. Da diese weder gelöscht noch in andere Gedächtnisnetzwerke integriert werden können, verbleiben sie isoliert, sodass sie dann in Form von Albträumen auftreten.

Wie wir später noch sehen werden, spielt die fehlende oder verminderte Furchtextinktion eine große Rolle für die Aufrechterhaltung einer PTBS und der Albträume. Von besonderer Relevanz für den Zusammenhang mit PTBS ist, dass eine solche die emotionale Last stark erhöhen kann, während biographische Aspekte und Faktoren, die vor der Traumatisierung lagen, die dauerhafte emotionale Belastung ansteigen lassen können. Obwohl der Fokus der Theorie von Nielsen und Levin (2007) neuropyhsiologisch ausgerichtet ist, kann diese Theorie ebenfalls im Sinne einer emotionsregulatorischen Wirkung des Träumens gesehen werden.

Eine Erweiterung findet die AND-Theorie durch die *»Stress Acceleration Hypothesis«* (SAH; Nielsen 2017). Diese Hypothese nimmt an, dass frühkindliche stark negative affektive Erfahrungen die normale Entwicklung der Affektregulation stören und die Ausbildung von Furchtnetzwerken begünstigen. Im Sinne der AND-Theorie spielen also negative frühkindliche Erfahrungen (etwa im Sinne einer frühen komplexen Traumatisierung) eine zentrale Rolle bei der Entwicklung überdauernder emotionaler Belastungen. Die SAH wird gestützt durch die Beobachtung, dass Menschen, die als Kinder traumatisiert wurden, überdurchschnittlich häufig an Albträumen leiden (Duval et al. 2013).

Ähnlich wie die AND-Theorie sieht Spoormaker (2008) das Auftreten von wiederholten Albträumen ebenfalls als Folge sich verselbständigter und nicht gelöschter Gedächtnisspuren eines Furchtgedächtnisses. Nach seiner (neuro-kognitiven) Theorie kann der Stressor, der ursprünglich den Albtraum ausgelöst hat, längst vergessen sein. Die Gedächtnisspur jedoch, die dem Albtraum zugrunde liegt, kondensiert zu einem sogenannten Albtraumskript. Dieses wird dann jedes Mal aktiviert, wenn die Person mit einem Ereignis (im Traum) konfrontiert ist, das dem ursprünglichen Albtraum ähnlich ist. Damit verstärkt sich das Albtraumskript mit jedem weiteren Albtraum und kann immer schwerer gelöscht, also vergessen, werden.

Neben der verminderten Furchtextinktion, wie sie durch die Modelle von Nielsen und Levin (2007) oder Spoormaker (2008) veranschaulicht werden, spielt ein angenommenes Hyperarousal eine wesentliche Rolle für die vermutete Entstehung und Aufrechterhaltung von Albträumen. So wird angenommen, dass ein kortikales Hyperarousal während des Tages akkumulieren kann und während des Schlafs anhält bzw. nicht abgebaut werden kann. Ein erhöhtes Hyperarousal wird als ein zentraler pathophysiologischer Mechanismus bei der PTBS angenommen (Buckley & Kaloupek 2001; Kendall-Tackett 2009; Pacella et al. 2013; Pole 2007), jedoch auch bei der Insomnie (Riemann et al. 2010). Entsprechend haben Patient:innen mit einer Insomnie mehr Mikro-Arousals während des REM-Schlafs als gute Schläfer:innen und entsprechend mehr fragmentierten REM-Schlaf (Feige et al. 2008). Wie wir später noch sehen werden, spielt der fragmentierte REM-Schlaf eine wichtige Rolle bei der Aufrechterhaltung der PTBS und der posttraumatischen Albträume. Da das nächtliche Hyperarousal sowohl bei der PTBS als auch bei Insomnie vorkommt, wird angenommen, dass es auch einen ätiologischen Faktor für die Ausbildung und Aufrechterhaltung der Albträume spielt.

Zusammenfassung
Es kann festgehalten werden, dass sich die ätiologischen Modelle zur Entstehung von Albträumen in ihrer Mehrheit nur graduell von den ätiologischen Modellen zur Entstehung von Träumen unterscheiden. Für beide Traumarten wird angenommen, dass die Träume entweder eine symbolische Funktion für unbewusste oder unterrepräsentierte psychische Prozesse haben und vor allem, dass sie eine emotionsregulierende Funktion haben, die bei Albträumen in gewisser Weise außer Kontrolle geraten bzw. missglückt ist. Hauptsächlich im Bereich der neurophysiologischen Ätiologiemodelle gibt es für die Albträume spezifischere Aussagen dahingehend, dass an deren Entstehen spezifischere Hirnstrukturen involviert sind und dass letztlich Albtrauminhalte in einem ansonsten nicht integrierten, spezifischen Furchtgedächtnis separat abgespeichert sind und nicht oder nur schwer gelöscht werden können.

1.9 Faktoren, die mit dem Auftreten von Albträumen verbunden sind

Die im vorigen Kapitel beschriebenen Faktoren und Modelle zur Entstehung von Albträumen stellen in gewisser Weise das allgemeine Grundgerüst dar, wie die Entstehung und Aufrechterhaltung von Albträumen verstanden werden kann. Davon abgesehen gibt es jedoch individuelle Faktoren, die mitbestimmen, ob Albträume auftreten bzw. mit welcher Häufigkeit und mit welcher Intensität sie vorkommen. Diese Faktoren sollen in diesem Kapitel beschrieben werden. Es handelt sich dabei insbesondere um Persönlichkeitseigenschaften, akute Stressbelastungen, Traumata sowie Drogen und Medikamente. Diese Faktoren sind umso wichtiger, seit angenommen wird, dass die Entwicklung einer Traumafolgestörung und posttraumatischer Albträume in nicht unerheblichem Maße auch durch Faktoren bestimmt wird, die bereits vor der Traumatisierung bestanden (z.B. Keane et al. 2006, Wittmann 2024). Somit betreffen diese Faktoren nicht nur idiopathische Albträume, sondern sie können auch Schutz- oder Risikofaktoren für die Entstehung posttraumatischer Albträume sein.

1.9.1 Persönlichkeitsfaktoren

Bestimmte Persönlichkeitseigenschaften stehen in deutlicher Beziehung zu dem Auftreten von Albträumen, dies sind Neurotizismus, Ängstlichkeit und Kreativität. Daneben beschreibt das aus der Traumforschung stammende Konzept der »dünnen Grenzen« (s.u.) (Hartmann 1984) ebenfalls ein Persönlichkeitsmerkmal, das mit dem Auftreten von Albträumen verknüpft ist.

Die Persönlichkeitseigenschaft des *Neurotizismus* ist in besonderer Weise mit vermehrten Albträumen und einem vermehrten Leiden unter diesen Albträumen assoziiert. In zahlreichen Untersuchungen konnte gezeigt werden, dass Personen mit erhöhten Neurotizismuswerten vermehrt über Albträume berichten (z.B. Belicki et al. 1985; Levin & Fireman 2002; Schredl 2003) und auch stärker unter diesen leiden (Köthe & Pietrowsky 2001; Pietrowsky & Köthe 2003). Neurotische Merkmale, die sich besonders ausgeprägt bei Personen mit häufigen Albträumen finden, sind eine starke Beschäftigung mit Schuld und Tod und eine erhöhte Somatisierungstendenz (Berquier & Ashton 1992). Es ist allerdings festzuhalten, dass erhöhter Neurotizismus allgemein als ein Risikofaktor für psychisches Leiden und psychische Störungen angesehen werden kann.

Eine weitere Persönlichkeitseigenschaft, die mit vermehrten Albträumen in Zusammenhang steht, ist *Ängstlichkeit* als überdauerndes Merkmal (Trait). Trait-Ängstlichkeit geht generell mit mehr negativ getönten Träumen einher. Sie ist ferner mit mehr aggressiven und unfreundlichen Interaktionen, mehr Versagen und mehr Misserfolg im Traum korreliert (Rimsh & Pietrowsky 2020). Ebenso treten mehr realistische Bedrohungen in Träumen von Personen mit erhöhter Trait-Ängstlichkeit auf. Der Zusammenhang zwischen dem Auftreten von Albträumen und der Trait-Ängstlichkeit ist jedoch schwächer als der zwischen Albträumen und Neurotizismus.

Auch das Persönlichkeitsmerkmal der *Kreativität* ist mit dem Auftreten von Albträumen assoziiert. So berichten Menschen mit erhöhter Kreativität von einer insgesamt erhöhten Traumerinnerungshäufigkeit und fantasievolleren Träumen, aber auch von mehr und bizarreren Albträumen (z. B. Zink & Pietrowsky 2013). Eine erhöhte Kreativität scheint jedoch nicht nur mit mehr negativen, sondern auch mit mehr angenehmen Träumen einherzugehen, sodass diese wohl allgemein die Traumlebendigkeit und damit die Erinnerung an Träume zu fördern scheint.

Ein weiteres Persönlichkeitsmerkmal, das mit dem Auftreten von Albträumen in Verbindung steht, ist das Konzept der *»dünnen Grenzen«*. Diese Persönlichkeitseigenschaft wurde von Hartmann (Hartmann 1984; 1991) beschrieben. Unter dem Konzept der dünnen Grenzen versteht man eine hohe Durchlässigkeit zwischen mindestens zwei intra- oder interpsychischen Entitäten, also z. B. zwischen Wirklichkeit, Fantasie, Tagtraum und Traum. Hartmann sieht die jeweilige Ausprägung der Grenzen als zeitstabiles Persönlichkeitsmerkmal an (Hartmann 1991). Das Konzept der dünnen Grenzen ist an die Begriffe »dünn- und dickhäutig« angelehnt. Personen mit dünnen Grenzen sind sensibler und ungewöhnlich offen, haben zum Teil aber auch intensive und konfliktreiche Beziehungen. Ihre Empfindsamkeit betrifft nicht nur sie selbst; wenn andere Menschen körperlich oder seelisch leiden, empfinden sie dieses Leiden so, als wäre es ihr eigenes. Typische Eigenschaften von Personen mit dünnen Grenzen sind Fantasieneigung, Hypnotisierbarkeit, Offenheit und Kreativität. Dieses Ineinander-übergehen von Traum und Wirklichkeit wird von den Betroffenen als normal oder wünschenswert angesehen.

Im Gegensatz zu Menschen mit dünnen Grenzen unterscheiden Personen mit dicken Grenzen klar und deutlich zwischen Wirklichkeit, Traum und Fantasie. Es ist nicht überraschend, dass dünne Grenzen mit erhöhter kreativer und künstlerischer Fähigkeit einhergehen. Nach Hartmann (1991) haben Menschen mit dünnen Grenzen vermutlich deshalb häufigere oder intensivere Albträume, da sie nicht über ebenso starke Abwehrmechanismen wie andere Menschen verfügen. Diese Personen lassen angsterregendes Material in ihren Träumen oder Fantasien eher zu. Das Vorliegen von dünnen Grenzen korreliert positiv mit der generellen Traumerinnerungshäufigkeit (Pietrowsky & Köthe 2003). Personen mit dünnen Grenzen schreiben ihren Träumen auch mehr Bedeutung zu (Schredl 1999; Schredl et al. 1996).

Obwohl das Konzept der dünnen Grenzen eine breit gefasste Persönlichkeitsdimension repräsentieren soll, die weitgehend unabhängig von anderen Persönlichkeitsmerkmalen sei, muss jedoch erwähnt werden, dass dieses Konzept Überschneidungen mit Neurotizismus, Lageorientierung, Offenheit, Kreativität und Stressverarbeitung aufweist (Pietrowsky & Köthe 2003). Das Konstrukt der dünnen Grenzen deckt sich damit auch zum Teil mit dem Persönlichkeitsmerkmal der »Offenheit« des Konzepts der »Big-Five«-Persönlichkeitsfaktoren.

1.9.2 Aktuelle Stressbelastung

Stressreiche Lebensereignisse gehen oft dem Auftreten von Albträumen voraus. So berichtete Cernovsky (1984) über eine positive Korrelation zwischen stressreichen Lebensereignissen (Life Events) und dem Auftreten von Albträumen. Weitere Studien bestätigten diesen Zusammenhang (Berquier & Ashton 1992; Kales et al. 1981). In einer Untersuchung von Kales et al. (1980) gaben 90 % der Betroffenen an, dass Stress die Häufigkeit von Albträumen erhöht und in 60 % aller Fälle belastende Ereignisse (nicht nur traumatische) den Albträumen voraus gingen. Ebenso konnten Krakow et al. (1993) zeigen, dass 12 von 20 Albträumenden ein traumatisches Ereignis oder eine belastende Periode vor dem Auftreten der Albträume hatten. Starke psychische Belastungen wie Prüfungsstress, Angst um den Arbeitsplatz und familiäre Probleme erhöhen ebenfalls die Albtraumfrequenz.

Auch die Art der Stressverarbeitung scheint einen Einfluss auf die Albtraumhäufigkeit und Albtraumverarbeitung zu haben. So konnten Köthe et al. (2006) zeigen, dass Personen mit häufigen Albträumen ein höheres Ausmaß an stresserhöhenden und ein geringeres Ausmaß an stressreduzierenden Bewältigungsstrategien im Vergleich zu Personen mit gelegentlichen Albträumen aufweisen. Die Autor:innen fanden auch Zusammenhänge zwischen Stressverarbeitungsfaktoren und negativer Befindlichkeit sowie Verhaltenseffekten von Albträumen im Sinne ungünstiger Konsequenzen nach Albträumen.

In den durch akute Stressoren ausgelösten Albträumen können diese Stressoren direkt zum Ausdruck kommen und das zentrale Motiv der Albträume sein, wie in dem folgenden Fallbeispiel. Das muss jedoch nicht immer so sein; Stressoren erhöhen generell die Wahrscheinlichkeit für das Auftreten von Albträumen, sodass auch Albträume mit Inhalten, die nicht oder nicht unmittelbar mit den akuten Stressoren verknüpft sind, vermehrt vorkommen können.

Fallbeispiel:
Herr P., ein 36-jähriger Patient, hat sich vor einem dreiviertel Jahr von seiner Frau und den beiden gemeinsamen Kindern getrennt. Seit diesem Zeitpunkt berichtet er über häufige Albträume (fast jede Nacht), in denen der Verlust von Frau und Kindern ein zentrales Thema sind. Typische Albträume sind, dass Herr P. mit seiner Familie im Auto fährt und er dann plötzlich und ohne erkennbare Ursache die Kontrolle über das Auto verliert und einen Unfall verursacht, indem er gegen ein Hindernis fährt. Bei diesem Unfall kommen seine Frau und seine beiden Kinder ums Leben. Im Traum schaut er sich nach dem Aufprall im Auto um und sieht seine Frau und die Kinder leblos und blutüberströmt im Auto sitzen, während ihm nichts passiert ist.
Eine andere Gruppe von Albträumen, die Herr P. seit der Trennung von seiner Frau hat, sieht dergestalt aus, dass er aus der Ferne seine Frau und seine Kinder sieht, und mitansehen muss, wie seine Frau mit einem anderen Mann zusammen ist. In dieser Situation erlebe er sich vollkommen hilflos und ohne Kontrolle und könne nichts machen, außer zuzuschauen, wie seine Frau sich immer weiter von ihm entfernt.

1.9.3 Traumata

Erlebte Traumata, sowohl von Typ-I wie auch von Typ-II, können zum Auftreten der posttraumatischen Albträume führen. Es ist zu beachten, dass sich posttraumatische Albträume einstellen können, auch ohne dass die Kriterien für eine Traumafolgestörung (Akute Belastungsreaktion, Posttraumatische Belastungsstörung) vorliegen. Zugleich ist das Auftreten von posttraumatischen Albträumen jedoch auch ein wesentliches Merkmal der Posttraumatischen Belastungsstörung (PTBS).

Albträume und vor allem posttraumatische Albträume kommen

nach Traumatisierung sehr häufig vor. So berichten 60 bis 67 % der Personen, die aufgrund einer PTBS eine Behandlung aufsuchen, von posttraumatischen Albträumen (Phelps et al. 2008). Detailliertere Angaben zur Entstehung von Albträumen durch Traumatisierung findet sich in Kap. 2.2.

1.9.4 Medikamente und Drogen

Albträume können pharmakogen ausgelöst werden oder aufrechterhalten werden. Medikamente, welche die Auftretenswahrscheinlichkeit von Albträumen erhöhen, sind vor allem Antidepressiva (trizyklische Antidepressiva, Serotoninwiederaufnahmehemmer), Hypnotika, Benzodiazepine und Dopaminagonisten (Pace-Schott et al. 2001; Pagel & Helfter 2003). Da Albträume vorwiegend ein Phänomen des REM-Schlafs sind, können Substanzen, die den REM-Schlaf unterdrücken, nach deren Absetzen zu einem REM-Rebound und damit zu einer Zunahme von Albträumen führen. Solche Substanzen sind Alkohol, Benzodiazepine und bestimmte Antidepressiva. Es ist davon auszugehen, dass ein Großteil der für Benzodiazepine berichteten Albträume vor allem auf den REM-Rebound dieser Substanzen zurückgeht. Da der Beginn einer REM-Schlaf-Episode durch die Zunahme cholinerger Aktivität bei gleichzeitiger Hemmung noradrenerger und serotonerger Aktivität gekennzeichnet ist (McCarley & Hobson 1975), wird die Wahrscheinlichkeit für das Auftreten von Albträumen durch die Gabe von Acetylcholin und die dadurch bedingte Zunahme des REM-Schlaf-Anteils erhöht.

Drogen, die vermehrt zu Albträumen führen, sind Kokain, Amphetamine und Cannabis (Pagel & Helfter 2003). Dies gilt auch für den Entzug dieser Substanzen. Die Wirkung der genannten Drogen kommt vermutlich über deren dopaminerge Wirkung zustande (Pagel & Helfter 2003).

KAPITEL 2

Albträume im Rahmen von Traumafolgestörungen

2.1 Ein kurzer Überblick über Traumfolgestörungen

Unter Traumafolgestörungen werden psychische Störungen verstanden, die auf das Erleben eines (psychischen) Traumas zurückzuführen sind und sich in einem charakteristischen Symptomkomplex äußern. Diese Störungen sind die Akute Belastungsreaktion, die Posttraumatische Belastungsstörung, andauernde Persönlichkeitsänderung nach Extrembelastung und – mit Einschränkungen – die Anpassungsstörung. Letztere deshalb mit Einschränkungen, weil sie durch Ereignisse ausgelöst wird, die im Allgemeinen nicht als traumatisch bezeichnet werden, sondern eher durch ein überraschendes und unvorbereitetes Auftreten oder einen spezifischen psycho-sozialen Kontext zu einer über das Normale hinausgehenden Belastung und damit der Anpassungsstörung führen.

An dieser Stelle soll daher näher auf die Definition oder Konzeption eines Traumas eingegangen werden. Ein »Trauma« (von griechisch τραῦμᾰ »Wunde« oder »Verletzung«) meint eine körperliche oder seelische Verletzung oder Verwundung. Der Begriff »Trauma« sagt zunächst nichts über die Schwere einer Verletzung aus. Im körperlichen Bereich ist prinzipiell eine leichte Schnittverletzung ein Trauma, ebenso wie ein schweres und lebensbedrohliches Schädel-Hirn-Trauma. Im Bereich des Psychischen ist es grundsätzlich nicht anders. Theoretisch stellt eine leichte psychische Verletzung, beispielsweise eine Enttäuschung über die Absage des Besuchs eines Freundes, ein Trauma im Sinne einer emotionalen Verletzung dar; ebenso wie eine schwere psychische Verletzung, etwa die Bedrohung des eigenen Lebens, ein Trauma ist und eine lebenslange Wunde hinterlassen kann. Es hat sich jedoch eingebürgert, den Begriff des Traumas nur für schwerere Fälle psychischer Verletzungen zu verwenden. Es wäre befremdlich, wenn wir von den kleinen Enttäuschungen, die man tagtäglich erlebt und die zu einem normalen Leben dazugehören, von psychischen Traumata sprechen würde.

Entsprechend werden Traumafolgestörungen, vor allem die PTBS, darüber definiert, dass ein psychisches Trauma, also eine psychische Verletzung, von außergewöhnlicher Stärke aufgetreten sein muss, um eine darauf begründete psychische Störung entstehen zu lassen. Im ICD-10 wird das Trauma entsprechend als »kurz- oder langanhaltendes Ereignis oder Geschehen von außergewöhnlicher Bedrohung oder mit katastrophalem Ausmaß« definiert (A-Kriterium). Im ICD-11 ist das Trauma ebenfalls als ein »extrem bedrohliches oder katastrophales Ereignis oder einer Reihe von Ereignissen« definiert. Für komplexe Traumata gilt zusätzlich: »sich wiederholende Ereignisse, denen man nur schwer oder gar nicht entkommen kann (z.B. Folter, Sklaverei, Völkermordkampagnen, lang anhaltende häusliche Gewalt, wiederholter sexueller oder körperlicher Missbrauch in der Kindheit«). Leider ist in den letzten Jahren und Jahrzehnten eine Aufweichung in der Anwendung dieser Definition zu beobachten dergestalt, dass immer mildere und weniger schwerwiegende Ereignisse als psychische Traumata angesehen werden, die geeignet sind, zu psychischen Störungen zu führen. Gemeint ist beispielsweise der Tod der Großmutter nach längerer Krankheit oder der Verlust des Arbeitsplatzes. Das sind ohne Zweifel traurige und belastende Ereignisse, sie sind aber nicht so gravierend, dass sie in aller Regel bei den meisten Menschen eine psychische Störung auslösen würden. Damit soll gesagt sein, dass der Begriff des psychischen Traumas weiterhin restriktiv gebraucht werden sollte und auf solche schwerwiegenden psychischen Verletzungen beschränkt bleiben sollte, die mit der Bedrohung der Unversehrtheit des eigenen oder fremden Lebens verbunden sind. Ist das nicht der Fall, wird auch der Begriff der Traumafolgestörungen so ubiquitär und nichtssagend, dass er seine definitorische Schärfe und letztlich seine klinische und therapeutische Bedeutung verliert. Dann wäre jede emotionale Belastung, jede Lebenskrise und jegliches psychische Leid ein Trauma. So wird der

Begriff des Traumas und der Traumafolgestörungen hier nicht verstanden und soll auch so nicht verstanden werden.

Im ICD-10 findet sich keine gesonderte Kategorie für die Traumafolgestörungen, diese sind im Kapitel 4 (Neurotische-, Belastungs- und somatoforme Störungen) enthalten. Im ICD-11 finden sich die Posttraumatische Belastungsstörung, die komplexe Posttraumatische Belastungsstörung und die Anpassungsstörung (zusammen mit anderen Störungen) im Kapitel 06 (Psychische Störungen, Verhaltensstörungen, neuromentale Entwicklungsstörungen) im Unterkapitel »spezifisch Belastungs-assoziierte Störungen«, wohingegen die Akute Belastungsreaktion in das Kapitel 24 der ICD-11 aufgenommen wurde. Im DSM-5 finden sich die Akute Belastungsreaktion und die Posttraumatische Belastungsstörung im Kapitel »Trauma- und belastungsbezogene Störungen« und sind somit auch nicht mehr den Angststörungen zugerechnet. Prinzipiell ist also in den neueren Versionen der Klassifikationssysteme festzustellen, dass die Traumafolgestörungen eine eigene Kategorie zugewiesen bekommen haben und nicht mehr mit einer Vielzahl anderer Störungen (v. a. Angst- und Zwangsstörungen) zusammengeworfen sind. Dies ist Ausdruck der umfangreichen Forschungsaktivität der letzten Jahre, die die Besonderheit und inhaltliche Kohärenz der Traumafolgestörungen herausarbeiten und belegen konnte.

Unter der *Akuten Belastungsreaktion* wird eine vorübergehende psychische Störung verstanden, die aufgrund eines traumatischen Erlebnisses auftritt und innerhalb weniger Tage danach auch wieder abklingt. Das Störungsbild ist vor allem durch eine Art »Betäubung« gekennzeichnet, die mit Aufmerksamkeits- und Bewusstseinsdefiziten einhergeht. In schweren Fällen kann es zu einem dissoziativen Stupor, aber auch Agitiertheit kommen. Es besteht in der Regel eine erhöhte vegetative Erregung. Die Akute Belastungsreaktion kann von einer partiellen oder vollständigen retrograden Amnesie begleitet werden.

Die *Posttraumatische Belastungsstörung* (PTBS) ist das »klassische« Störungsbild der Traumafolgestörungen und beschreibt eine psychische Störung aufgrund des Erlebens eines extrem traumatischen Ereignisses, welches geeignet ist, bei fast jedem Menschen eine starke Verzweiflung und Krise hervorzurufen. Dennoch scheinen Persönlichkeitsfaktoren und das prämorbide Leistungsniveau eine wichtige Rolle im Sinne von Risiko- bzw. Schutzfaktoren zu spielen. Entsprechend entwickeln auch nicht alle Personen, die ein schweres Trauma erlebt haben, eine PTBS, sondern nur höchstens etwa ein Drittel bis die Hälfte dieser Menschen. Beispielsweise liegt bei 99 Studien zu den Folgen verschiedener Katastrophen die Prävalenz einer PTBS bei der ersten Erhebung nur bei 27 % (Galea et al. 2005). Selbst bei Personen, die Kampfeinsätzen ausgesetzt waren, beträgt die Prävalenz der PTBS nur etwa 20 % (Kok et al. 2012). Neben der Traumaexposition und den genannten Risiko- und Schutzfaktoren scheinen daher noch weitere Faktoren zur Entstehung einer PTBS beitragen. Pace-Schott et al. (2015) halten Schlafstörungen nach der Traumatisierung für einen solchen Faktor, durch die es zu einer Störung der emotionsregulatorischen Funktion des Schlafs und damit zu einer verminderten Furchtextinktion kommt.

Die PTBS manifestiert sich typischerweise erst mit einer Latenz von Wochen oder Monaten, manchmal sogar Jahren, nach dem traumatischen Erleben. Die typische Symptomatik ist ein Syndromkomplex bestehend aus dem wiederholten Erleben des traumatischen Ereignisses, bei gleichzeitiger temporärer oder partieller Amnesie für das Traumageschehen, eine Vermeidung von mit dem Trauma assoziierten Reizen und Situationen sowie eine vegetativer Übererregung und Hypervigilanz (siehe 2.1.1). Obwohl die verzögerte Ausbildung einer PTBS erst nach sechs oder mehr Monaten nach dem Trauma kontrovers ist (Pace-Schott et al. 2015), ist es unstrittig, dass in den ersten Monaten nach einer Traumatisierung eine Verstärkung bereits aufgetretener PTBS-Symptome üblich ist (Pace-Schott et al. 2015). Auf jeden Fall scheinen sich die charakteristischen PTBS-Symptome der Intrusionen, Vermeidung negativer Affekte und Hyperarousal innerhalb der ersten Monate nach einem traumatischen Ereignis allmählich auszubilden und zu verschlimmern.

Man unterscheidet in Abhängigkeit von der Art der Traumatisierung zwischen Typ-I und Typ-II Traumata. Als Typ-I Traumata bezeichnet man einmalige und zeitlich begrenzte traumatische Ereignisse, wie etwa Naturkatastrophen oder Unfälle. Unter Typ-II-Traumata versteht man andauernde oder sich wiederholende traumatische Ereignisse, wie sie typischerweise durch Menschen (im Gegensatz zu Naturkatastrophen) verursacht werden, wie etwa Folter oder Missbrauch, weshalb sie auch als »man-made-disaster« bezeichnet werden. Sie gelten im Allgemeinen als schwerwiegender als die Typ-I Traumata.

Zudem wird zwischen einfacher und komplexer PTBS unterschieden. Eine komplexe PTBS entsteht meist als Folge von schweren Typ-II Traumatisierungen. Im Unterschied zur einfachen PTBS treten bei ihr vielfältige und ausgeprägte Beeinträchtigungen auf, die sich auf den kognitiv-emotionalen und sozialen Bereich erstrecken können. Eine komplexe PTBS muss über einen Zeitraum von mindestens zwei Jahren bestehen. In der ICD-10 wird ein ähnliches Störungsbild unter dem Begriff »andauernde Persönlichkeitsänderung nach Extrembelastung« beschrieben.

Der Zusammenhang zwischen Akuter Belastungsreaktion und PTBS ist komplexer als es auf den ersten Blick scheinen mag. So führen Pace-Schott et al. (2015) aus, dass nur 50% der Personen mit Akuter Belastungsreaktion auch nachfolgend eine PTBS entwickelten, wohingegen nur 47% derjenigen mit einer PTBS zuvor die Kriterien einer Akuten Belastungsreaktion aufwiesen. Zudem konnte in einer Studie mit über 1000 Traumaopfern gezeigt werden, dass nur etwa ein Drittel der Personen, die innerhalb eines Jahres nach Traumatisierung eine PTBS entwickelten, zuvor eine Akute Belastungsreaktion hatten. Daher kann davon ausgegangen werden, dass eine Akute Belastungsreaktion nicht notwendigerweise vorgelegen haben muss, um eine PTBS zu entwickeln.

Bei der *Anpassungsstörung* handelt es sich um Zustände »subjektiver Bedrängnis und emotionaler Beeinträchtigung, die im Allgemeinen soziale Funktionen und Leistungen behindern und während des Anpassungsprozesses nach einer einschneidenden Lebensveränderung oder nach belastenden Lebensereignissen auftreten« (ICD-10). Diese, die Störung auslösenden Situationen, sind im Allgemeinen nicht traumatischer Art, sondern stellen Stressoren dar, wie sie in einem »normalen« Leben vorkommen, vielen Menschen widerfahren und für die meisten auch eine Belastung darstellen, die jedoch meist bewältigt werden kann. Es handelt sich hierbei bspw. um Trennung oder Trauerfälle, Wechsel des Arbeitsplatzes, beruflicher Misserfolg, aber auch gravierendere Ereignisse wie Unfälle, Flucht oder Emigration. Aus diesem Grund sollte die Anpassungsstörung im engeren Sinne nicht als Traumafolgestörung betrachtet werden, da sie überwiegend nicht durch im eigentlichen Sinne traumatisierende Ereignisse ausgelöst wird. Wie für die PTBS scheinen auch für die Anpassungsstörung Persönlichkeitsfaktoren für die Vulnerabilität für diese Störung von Bedeutung zu sein. Die Symptomatik der Anpassungsstörung ist durch depressive Stimmung, Angst oder Sorge und einem Gefühl von Überforderung gekennzeichnet. Je nachdem, welche Symptomatik im Vordergrund steht, kann die Diagnose der Anpassungsstörung entsprechend spezifiziert werden. In aller Regel sollte eine Anpassungsstörung nicht länger als sechs Monate anhalten, jedoch gibt es auch längere Verläufe, vor allem mit vorherrschend depressiver Symptomatik.

Als weitere Störung im Bereich der Trauma-assoziierten Störungen findet sich im ICD-10 die *andauernde Persönlichkeitsänderung nach Extrembelastung*. Bei dieser Störung, auch als Überlebenden-Syndrom bezeichnet, handelt es sich um eine Änderung der Persönlichkeit als Folge anhaltender Traumatisierung. Diese geht u.a. mit einer feindlichen Grundhaltung, einem sozialen Rückzug sowie einer ständigen Angst bedroht zu werden einher, was zu permanenter innerer Anspannung und Unruhe führt. Um die Störung zu diagnostizieren, muss die Persönlichkeitsänderung mindesten zwei Jahre bestehen.

Gemäß ICD-10 müssen bei einer andauernden Persönlichkeitsänderung nach Extrembelastung mindestens zwei der folgenden Symptome vorliegen:

- ein andauerndes Gefühl der Leere und Hoffnungslosigkeit
- ein andauerndes Gefühl von Nervosität oder Bedrohung ohne äußere Ursache
- eine feindliche oder misstrauische Haltung gegenüber anderen
- sozialer Rückzug
- andauerndes Gefühl der Entfremdung von anderen Menschen

Die andauernde Persönlichkeitsänderung nach Extrembelastung wird in der ICD-11 der komplexen PTBS zugeordnet bzw. geht in dieser auf.

2.1.1 Symptomatik der Traumafolgestörungen

Die Symptomatik der *Akuten Belastungsreaktion*, die im ICD-11 nicht den Traumafolgestörungen zugerechnet wird, ist – wie schon genannt – vor allem durch eine kurzzeitige Art von Betäubung gekennzeichnet, vergleichbar einem Schockzustand, wie er etwa nach Verkehrsunfällen auftreten kann. Diese Betäubung kann zu einem sozialen Rückzug und kognitiver Abschottung führen, sodass die Betroffenen kaum oder wenig mit ihrer Umwelt interagieren und kaum Außenreize aufnehmen. Die Betroffenen scheinen sich in sich selbst zurückgezogen zu haben. In schweren Fällen können dissoziative Zustände wie etwa ein dissoziativer Stupor, also eine körperliche Erstarrung und Verkrampfung, auftreten oder es kann im Gegenteil zu einer (planlosen) Hyperaktivität und Agitiertheit kommen. Die Akute Belastungsreaktion kann mit einer Amnesie für das traumatische Geschehen einhergehen.

In den ersten Nächten nach dem traumatischen Geschehen kann von diesem geträumt werden, sodass von posttraumatischen Träumen oder Albträumen ausgegangen werden kann. Interessanterweise ist dies aber nicht besonders häufig, trotz des gewaltigen Impacts, den das Trauma auf das Erleben der Betroffenen hat. Oft wird von dem traumatischen Ereignis erst nach einigen Tagen geträumt (wenn die Akute Belastungsreaktion bereits abgeklungen ist), was möglicherweise auf zugrundeliegende kognitive Verarbeitungs- und Integrationsprozesse des Geschehenen zurückzuführen ist (siehe Kapitel 3). Es sei nur am Rande bemerkt, dass in entsprechender Weise auch andere aversive Ereignisse, die nicht unbedingt traumatischer Art sein müssen, wie etwa das Anschauen von Horrorfilmen, bei Kindern nicht in der unmittelbar darauffolgenden Nacht, sondern – wenn überhaupt – oft mit einer Latenz von einigen Tagen, zu entsprechenden Träumen oder Albträumen führen.

Die Symptomatik der *Posttraumatischen Belastungsstörung* wird seit Horowitz (1976) durch eine Trias von Symptomen beschrieben: Symptome des Wiedererlebens des Traumas, Vermeidung oder Betäubtsein und Hyperarousal, die in der Folge zunehmend ausdifferenziert wurden.

Im DSM-5 ist die PTBS durch folgende Merkmale gekennzeichnet:

1. Das wiederholte Erleben des Traumas in sich aufdrängenden Erinnerungen (Intrusionen, Flashbacks), Träumen oder Albträumen. (Kriterium B)
2. Intensive psychische Belastung oder körperliche Reaktion bei Konfrontation mit Hinweisreizen, die das traumatische Ereignis symbolisieren oder an Aspekte desselben erinnern. (Kriterium B)
3. Eine Vermeidung von mit dem Trauma assoziierten Reizen oder Situationen. (Kriterium C)
4. Eine andauernde Persönlichkeitsveränderung, z. B. das Gefühl von Betäubtsein und emotionaler Stumpfheit, Gleichgültigkeit gegenüber anderen Menschen, Teilnahmslosigkeit der Umgebung gegenüber. (Kriterium D)
5. Vegetative Übererregung mit Vigilanzsteigerung, Schreckhaftigkeit, Schlaflosigkeit. (Kriterium E)

Als sekundäre Symptome können Angst und Depression, Suchtmittelkonsum und Suizidalität hinzukommen. Das A-Kriterium stellt das Vorliegen einer traumatisierenden Situation dar.

Des Weiteren findet sich im DSM-5 eine detaillierte Beschreibung der Symptom-Kriterien einer PTBS, die in folgender Tabelle 3 genannt werden. Das Kriterium A bezieht sich auf das Vorliegen eines traumatischen Ereignisses und daher nicht auf die Symptomatik.

Tab. 3 Detaillierte Beschreibung der Kriterien B bis E für die PTBS gemäß DSM-5

Kriterien	Symptome
Kriterium B: Vorhandensein mindestens eines der folgenden Symptome des Wiedererlebens, die auf das traumatische Ereignis bezogen und nach ihm aufgetreten sind:	1. Wiederkehrende, unwillkürlich sich aufdrängende belastende Erinnerungen (Intrusionen) an das oder die traumatischen Ereignisse. 2. Wiederkehrende, belastende Träume, deren Inhalte und/oder Affekte sich auf das oder die traumatischen Ereignisse beziehen. 3. Dissoziative Reaktionen (z. B. Flashbacks), bei denen die Person fühlt oder handelt, als ob sich das oder die traumatischen Ereignisse wieder ereignen würden. 4. Intensive oder anhaltende psychische Belastung bei der Konfrontation mit inneren oder äußeren Hinweisreizen, die einen Aspekt des oder der traumatischen Ereignisse symbolisieren oder an Aspekte desselben bzw. derselben erinnern. 5. Deutliche körperliche Reaktionen bei der Konfrontation mit inneren oder äußeren Hinweisreizen, die einen Aspekt des oder der traumatischen Ereignisse symbolisieren oder an Aspekte desselben bzw. derselben erinnern.
Kriterium C: Anhaltende Vermeidung von Reizen, die mit dem traumatischen Ereignis verbunden sind und die nach dem traumatischen Ereignis begannen. Dies ist durch eines (oder beide) der folgenden Symptome gekennzeichnet	1. Vermeidung oder Bemühungen, belastende Erinnerungen, Gedanken oder Gefühle zu vermeiden, die sich auf das oder die Ereignisse beziehen oder eng mit diesem/diesen verbunden sind. 2. Vermeidung oder Bemühungen, Dinge in der Umwelt (Personen, Orte, Gespräche, Aktivitäten, Gegenstände, Situationen) zu vermeiden, die belastende Erinnerungen, Gedanken oder Gefühle hervorrufen, die sich auf das oder die Ereignisse beziehen oder eng mit diesem bzw. diesen verbunden sind.
Kriterium D: Negative Veränderungen von Kognitionen und der Stimmung im Zusammenhang mit dem traumatischen Ereignis. Die Veränderungen haben nach dem traumatischen Ereignis begonnen oder sich verschlimmert und sind durch zwei (oder mehr) der folgenden Symptome gekennzeichnet:	1. Unfähigkeit, sich an einen wichtigen Aspekt des oder der traumatischen Ereignisse zu erinnern (typischerweise durch Dissoziative Amnesie und nicht durch andere Faktoren wie Kopfverletzungen, Alkohol oder Drogen bedingt). 2. Anhaltende und übertriebene negative Überzeugungen oder Erwartungen, die sich auf die eigene Person, andere Personen oder die Welt beziehen (z. B. »Ich bin schlecht«, »Man kann niemandem trauen«, »Die ganze Welt ist gefährlich«, „Mein Nervensystem ist dauerhaft ruiniert«).

Kriterien	Symptome
	3. Anhaltende verzerrte Kognitionen hinsichtlich der Ursache und Folgen des oder der traumatischen Ereignisse, die dazu führen, dass die Person sich oder anderen die Schuld zuschreibt. 4. Andauernder negativer emotionaler Zustand (z. B. Furcht, Entsetzen, Wut, Schuld oder Scham). 5. Deutlich vermindertes Interesse oder verminderte Teilnahme an wichtigen Aktivitäten. 6. Gefühle der Abgetrenntheit oder Entfremdung von anderen. 7. Anhaltende Unfähigkeit, positive Gefühle zu empfinden (z. B. Glück, Zufriedenheit, Gefühle der Zuneigung).
Kriterium E: Deutliche Veränderungen des Erregungsniveaus und der Reaktivität im Zusammenhang mit dem traumatischen Ereignis. Die Veränderungen haben nach dem traumatischen Ereignis begonnen oder sich verschlimmert und sind durch zwei (oder mehr) der folgenden Symptome gekennzeichnet:	1. Reizbarkeit und Wutausbrüche (ohne oder aus geringfügigem Anlass), welche typischerweise durch verbale oder körperliche Aggression gegenüber Personen oder Gegenständen ausgedrückt werden. 2. Riskantes oder selbstzerstörerisches Verhalten. 3. Übermäßige Wachsamkeit (Hypervigilanz). 4. Übertriebene Schreckreaktionen. 5. Konzentrationsschwierigkeiten. 6. Schlafstörungen (z. B. Ein- oder Durchschlafschwierigkeiten oder unruhiger Schlaf).

In der ICD-11 findet sich die komplexe PTBS, die sich vor allem als Reaktion auf Typ-II Traumata entwickelt. Sie weist alle Merkmale der »normalen« PTBS auf und zusätzlich weitere, das Störungsbild noch mehr verschlimmernde Merkmale (siehe folgender Kasten).

Symptome der *Komplexen PTBS* nach ICD-11:

Alle diagnostischen Voraussetzungen für eine PTBS sind erfüllt. Darüber hinaus ist die komplexe PTBS gekennzeichnet durch schwere und anhaltende

1. Probleme bei der Affektregulierung,

2. Überzeugungen über die eigene Person als erniedrigt, unterlegen oder wertlos, begleitet von Scham-, Schuld- oder Versagensgefühlen im Zusammenhang mit dem traumatischen Ereignis,
3. Schwierigkeiten, Beziehungen aufrechtzuerhalten und sich Anderen nahe zu fühlen und schließlich einem vermehrten Auftreten von Somatisierungsstörungen.

Das Wiedererleben des Traumas im Traum stellt somit, wie Intrusionen oder Flashbacks im Wachzustand, eines der zentralen Symptome der PTBS dar (Kriterium B). Das wiederholte Erleben des Traumas äußert sich in unwillkürlich auftretenden Gedanken an die traumatische Situation und mit ihr verknüpfte sinnliche Wahrnehmungen (Bilder, Geräusche, Gerüche), die plötzlich über die betroffene Person hereinbrechen. Dabei können in manchen Fällen auslösende Reize, also mit der traumatischen Situation assoziierte Hinweisreize, identifiziert werden. Häufig sind diese allerdings nicht zu benennen und die Intrusionen erscheinen für die Betroffenen vollkommen spontan. Das Wiedererleben des Traumas in Träumen kann exakt dieses Trauma widerspiegeln oder es kann in veränderter oder sich verändernder Form auftreten. Charakteristisch für die PTBS ist auch die Vermeidung von mit dem Trauma assoziierten Situation, was sich beispielsweise darin äußert, dass eine Straßenkreuzung vermieden wird, in der die Person einen Verkehrsunfall erlebt hat oder dass eine Frau nach einer Vergewaltigung keine Flüssigseife mehr verwenden kann, weil diese sie an Samenflüssigkeit erinnert. Das Gefühl der Betäubung ist für die Betroffenen ein oft neuartiger und schwer zu beschreibender Bewusstseinszustand, der in Extremfällen auch in Gefühle der Depersonalisation oder Derealisation übergehen kann. Viele Betroffene meinen, dass sie nicht mehr dieselbe Person seien, wie vor dem Trauma (was hier allerdings nicht im Sinne einer dissoziativen Identitätsstörung zu verstehen ist). Die emotionale Verflachung, Gleichgültigkeit und Teilnahmslosigkeit erinnern an die entsprechende Symptomatik der Depression. Die vegetative Übererregung äußert sich in einer subjektiv meist deutlich erlebten erhöhten Schreckhaftigkeit, Anspannung, einem nicht zur Ruhe kommen können und damit verbunden oft Störungen des Ein- oder Durchschlafens. Ferner kann sich diese in Tachykardie, Palpitationen, vermehrtem Schwitzen und Zittern manifestieren.

Menschen mit einer Traumatisierung und vor allem einer PTBS haben ein erhöhtes Risiko, eine Depression oder Angststörung zu entwickeln. Suchtmittelkonsum und Suizidalität findet man häufig als Spätfolge einer Traumatisierung, vor allem einer Typ-II-Traumatisierung durch sexuellen Missbrauch in der Kindheit oder Jugend, wie auch ein vermehrtes Auftreten multipler körperlicher Beschwerden, was in einer Somatisierungsstörung münden kann.

2.1.2 Gestörter Schlaf bei Traumafolgestörungen

Ein gemeinsames Merkmal der Traumafolgestörungen (Akute Belastungsreaktion, PTBS, Anpassungsstörung) ist ein gestörter Schlaf. Der Schlaf ist dabei typischerweise durch Ein- und Durchschlafstörungen gekennzeichnet, den Verlust der Schlaf-Wach-Rhythmizität, vor allem aber durch Parasomnien, wie Albträume, aber auch die REM-Schlaf-Verhaltensstörung. Es gibt Hinweise darauf, dass die Schlafstörung nach Traumatisierung eine ganz eigene Charakteristik hat, die sich vom Muster der Schlafstörungen anderer Genese unterscheidet. Ein interessanter Ansatz stellt daher der Vorschlag einer Trauma-assoziierten Schlafstörung als eigenständige Parasomnie dar (Mysliwiec et al. 2014; 2018). Es wird beschrieben, dass die Trauma-assoziierte Schlafstörung (TAS) Ähnlichkeiten mit der PTBS und der REM-Schaf-Verhaltensstörung (RBD) aufweist. Das ist insofern bemerkenswert, weil sich die Symptome dieser Parasomnien in gewisser Weise ausschließen (z. B. Ausagieren der Träume in der RBD, nicht aber bei Albträumen). Mit der PTBS teilt die TAS das Auftreten von Albträumen und die Hyperaktivierung, von der PTBS unterscheidet sie sich im Ausagieren der Träume (motorisch und verbal). Dies teilt die TAS hingegen mit der RBD und das sowohl in Non-REM als auch in REM-Phasen. Im Gegensatz zur klassischen RBD fehlen jedoch neurodegenerative Symptome und vor allem tritt die klassische RBD nicht im Zusammenhang mit Traumatisierung auf. Nachdem die TAS ursprünglich vor allem bei jüngeren und frisch traumatisierten Personen beobachtet wurde, gibt es zwischenzeitlich zahlreiche Hinweise, dass sie auch noch längere Zeit nach einer Traumatisierung auftritt, sodass sie nicht nur als vorübergehende, sondern als eine chronische Schlafstörung angesehen werden kann (Mysliwiec et al. 2018; Barone 2024). Zum gegenwärtigen Zeitpunkt ist unklar, ob die TAS eine eigenständige Schlafstörung darstellt oder es sich nicht doch eher um eine Mischform von PTBS und RBD handelt. Barone (2024) schlägt folgende diagnostische Kriterien für die TAS vor:

Vorgeschlagene Kriterien für die Trauma-assoziierte Schlafstörung (nach Mysliwiec et al. 2018 und Barone 2024):

A. Beginn der Symptome nach Kriegseinsätzen oder anderen traumatischen Erlebnissen
B. Verändertes Traumerleben, das in Bezug zu vorangegangenen traumatischen Erlebnissen steht
C. Selbst- oder Fremdbericht von störenden nächtlichen Verhaltensweisen die mindestens eines der folgenden beinhalten:
   1. Abnorme Vokalisationen
      a. Stöhnen, Schreien, Brüllen
   2. Abnormale motorische Verhaltensweisen während des Schlafs
      b. Sich wälzen, schütteln, um sich schlagen
      c. Kampfartige Verhaltensweisen, wie etwa den Bettpartner schlagen
D. Symptome autonomer Übererregung oder in der Polysomnographie treten eine oder mehrere der folgenden Verhaltensweisen zusammen mit dem Traumerleben auf
   1. Tachykardie (erhöhter Herzschlag)
   2. Tachypnoe (erhöhte Atemfrequenz)
   3. Schwitzen
   4. Bei Polysomnographie treten diese Veränderungen im Zusammenhang mit REM-Schlaf ohne muskuläre Atonie oder störenden nächtlichen Verhaltensweisen (vgl. C) auf und sind nicht die Folge von schlafbezogenen Atmungsstörungen.
E. In der Polysomnographie zeigen sich:
   1. REM-Schlaf ohne muskuläre Atonie

2. Ausagieren von Träumen während des REM-Schlafs
3. Abwesenheit von epileptiformen EEG-Mustern in der Polysomnographie

F. Die Störung lässt sich nicht besser durch andere Schlafstörungen, psychische Störungen, körperliche Erkrankungen oder den Gebrauch von Medikamenten oder Drogen erklären.

Zur Diagnosevergabe muss ein Klient alle Kriterien A-F erfüllen.

Wie zu sehen ist, sind die Kriterien der TAS sehr nahe an Kriegserfahrungen entstanden (Kriterien A und C2c), sie sind jedoch auf alle Arten traumatisierender Erfahrungen zu übertragen. Zudem setzen sie – um die TAS als Schlafstörung zu diagnostizieren – eine Polysomnographie (Schlaflabor) voraus. Bis auf das Ausschlusskriterium E sind die restlichen Kriterien aber auch ohne Polysomnographie festzustellen und daher auch im nicht-klinischen Setting zu bestimmen.

Zusätzlich zu den Symptomen der TAS, finden sich bei der PTBS noch weitere Veränderungen des Schlafs. So haben Personen mit einer PTBS mehr phasische Muskelaktivitäten, mehr N1-Schlaf und weniger Tiefschlaf, eine höhere REM-Dichte im REM-Schlaf und mehr Wechsel zwischen REM-Schlaf und N1-Schlaf bzw. Wachheit (Kobayashi et al. 2007; Mellman & Hipolito 2006). Somit scheint die Kontinuität des REM-Schlafs bei PTBS gestört zu sein und gleichzeitig mehr REM-Schlaf vorzukommen. Ob letzteres eine Konsequenz der gestörten REM-Kontinuität ist, um diese zu kompensieren, ist unklar. Weitere Auffälligkeiten des Schlafs, zumindest in Subgruppen von PTBS-Patient:innen, sind eine verkürzte Gesamtschlafdauer, eine verlängerte Einschlaflatenz und ein erhöhter REM-Schlaf-Anteil am Gesamtschlaf. In der EEG-Spektralanalyse findet sich eine deutliche Verringerung der Delta-Frequenzen. Alle diese Merkmale weisen auf ein zugrundeliegendes Hyperarousal bei der PTBS hin, welches zu einem leichteren Schlaf führt und einen erholsamen, und für die Gedächtniskonsolidierung wichtigen tieferen Schlaf, verhindert (Pace-Schott et al. 2015).

Ein gestörter Schlaf kann unmittelbar nach einer Traumatisierung auftreten, noch bevor sich eine Traumafolgestörung entwickelt. Daher liegt es nahe anzunehmen, dass diese frühe Störung des Schlafs unmittelbar nach einer Traumatisierung eine Voraussetzung dafür darstellt, dass es zur Entwicklung einer PTBS und den damit verbundenen Albträumen kommt. Typischerweise findet sich unmittelbar nach einer Traumatisierung eine Insomnie und ein fragmentierter REM-Schlaf, zusammen mit dem Auftreten von – zumeist replikativen – posttraumatischen Albträumen (z.B. Pace-Schott et al. 2015). Viele Autor:innen gehen davon aus, dass die genannten Schlafstörungen nach einer Traumatisierung, oder auch schon vorher bestehende Schlafstörungen, selbst zur Entwicklung einer PTBS beitragen und nicht nur ein Symptom selbiger sind (z.B. Babson & Feldner 2010; Pace-Schott et al. 2015; Wright et al. 2011). So haben etwa Babson und Feldner (2010) gezeigt, dass in vielen Fällen nach einem psychologischen Trauma subjektive und objektive Schlafstörungen einer PTBS vorausgingen. Halten diese Schlafstörungen nach Auftreten einer PTBS weiterhin an, könnten sie sogar zu einer Verschlechterung der PTBS-Symptomatik beitragen.

Als Grund für den negativen Einfluss der Schlafstörungen auf die PTBS-Entwicklung und PTBS-Aufrechterhaltung wird das Versagen des Extinktionslernens verantwortlich gemacht, welches – wie jedes Lernen – durch einen gesunden Schlaf gefördert wird. Daher werden Schlafstörungen ein negativer Effekt auf das Extinktionslernen zugeschrieben. Extinktionslernen (bzw. die Furchtextinktion und somit die Bildung eines neuen Extinktions-Gedächtnisses) ist auch die Grundlage der Expositionstherapie und es wird davon ausgegangen, dass nach einem erlebten Trauma ein spontanes Extinktionslernen stattfindet, welches zu einer Extinktion der durch die Traumatisierung gelernten Furchtkonditionierung führt. Ist der Schlaf beeinträchtigt, kann dieses Extinktionslernen nicht oder nicht vollständig stattfinden und die Furchtkonditionierung, somit also die mit der Traumatisierung konditionierten Stimuli und Emotionen, bleiben bestehen und können nicht gelöscht werden.

Da der Schlaf bereits nach einer Traumatisierung und dann weiterhin beim Vorliegen einer PTBS gestört ist, entwickelte sich die Diskussion darüber, ob eine Schlafdeprivation unmittelbar nach der Traumatisierung vor der Entwicklung einer PTBS schützt. Die Angaben hierzu sind widersprüchlich. So gelangen Miller et al. (2017) in einer Übersicht zu dem Schluss, dass eine Schlafdeprivation unmittelbar nach einem traumatischen Ereignis hilfreich ist und zu einer verminderten PTBS-Symptomatik führt. Experimentelle Studien mit Trauma-Analogen (z. B. dem Betrachten eines sehr grausamen Films) erbrachten Evidenz dafür, dass unmittelbar darauffolgende Schlafdeprivation zu einer verminderten PTBS-Symptomatik führte (z. B. Menz et al. 2013; Porcheret et al. 2015). Der angenommene Mechanismus ist eine verminderte Gedächtniskonsolidierung des traumatischen Ereignisses aufgrund des fehlenden oder verminderten Schlafs.

Im Gegensatz dazu kommen Azza et al. (2020) in einer Literaturübersicht zu dem Schluss, dass Schlaf nach einer Traumatisierung einen protektiven Effekt für die Entwicklung von Intrusionen und einer PTBS hat. Diese Literaturübersicht bezieht sich auf fünf experimentelle und sieben naturalistische Studien. Unter anderen war darin die Studie von Kleim et al. (2016) enthalten, in der gesunde Teilnehmer:innen für zwölf Minuten einen Film mit traumatischen Szenen ansahen und dann entweder einer Schlaf- oder Wachbedingung zugewiesen wurden. Die Teilnehmer:innen, die nach der Betrachtung des Films schlafen durften, berichteten weniger Intrusionen von den traumatischen Filmszenen als die Proband:innen der Wachbedingung. Der Schlaf nach der (experimentellen) Traumatisierung schützte nicht nur vor Intrusionen, sondern ging auch mit einer signifikanten Reduktion der affektiven Tönung der Erinnerung an die traumatischen Szenen einher.

Zu vergleichbaren Ergebnissen gelangten Sopp et al. (2019). Sie konnten anhand einer experimentellen Studie ebenfalls einen protektiven Effekt des Schlafs nach der Präsentation traumatischer Bildgeschichten nachweisen. In ihrer Studie konnte das explizite Gedächtnis, als Indikator des autobiographischen Gedächtnisses durch Schlaf verbessert werden. In der Kontrollbedingung einer Schlafdeprivation in der zweiten Nachthälfte (und damit vor allem einer Unterdrückung des REM-Schlafs) trat dieser Effekt nicht auf. Entsprechend berichteten die Proband:innen von weniger Intrusionen in der Schlafbedingung im Vergleich zur Schlafdeprivation.

Eine neuere Stude von Gvozdanovic et al. (2023) konnte anhand eines experimentell induzierten Traumas zeigen, dass im Vergleich zu Wachheit ein kurzer Schlaf nach der traumatischen Situation die Anzahl intrusiver Erinnerungen signifikant reduzierte. Dieser Effekt korrespondierte mit entsprechenden Änderungen der funktionalen Hirnaktivität während des impliziten Abrufs der traumatischen Erinnerungen, die eine angemessene neuronale Integration der traumatischen Ereignisse nahelegen.

Neben den experimentellen Studien weist die Studie von Luik et al. (2019) an Opfern oder Zeugen von Verkehrsunfällen darauf hin, dass ein guter Schlaf nach dem traumatischen Ereignis mit weniger Intrusionen einhergeht. Eine ebenfalls naturalistische Studie an traumatisierten Patient:innen einer Intensivstation fand einen U-förmigen Zusammenhang zwischen der Schlafdauer in der ersten Nacht nach Traumatisierung und Intrusionen in der folgenden Woche. So hatten zu viel Schlaf und zu wenig Schlaf in dieser Nacht zu mehr Intrusionen geführt als eine mittlere Schlafdauer von ca. sieben Stunden (Porcheret et al. 2020). Somit scheint eine »normale« Schlafdauer nach einer Traumatisierung vor der Entwicklung traumatischer Erinnerungen zu schützen.

In der Zusammenschau kann festgehalten werden, dass die Mehrzahl der Studien einen positiven Effekt des unmittelbaren Schlafs auf die Entwicklung von Intrusionen und einer PTBS, also weniger Intrusionen durch den Schlaf, nahelegt. Dennoch wird klinisch häufig eine Schlafdeprivation nach Traumatisierung empfohlen. Wie lassen sich diese teils widersprüchlichen Ergebnisse erklären? Hierzu ist anzunehmen, dass während des Schlafs eine Gedächtniskonsolidierung im Sinne einer Integration neuer Gedächtnisinhalte in bestehende Gedächtnisstrukturen stattfindet (Rasch & Born, 2013). Dadurch wird die Wahrscheinlichkeit, dass sich isolierte und nicht in das autobiographische Gedächtnis integrierte Gedächtnisinhalte bilden, die gemäß gängiger Theorien zur PTBS für die Intrusionen verantwortlich sind, verringert. Nur wenn diese Integration nicht möglich ist oder nicht funktioniert, würde der Schlaf zu einer verstärkten Konsolidierung des zuvor erlebten traumatischen Ereignissen führen und wäre daher zu unterlassen.

Von mindestens ebenso großer Bedeutung ist die Funktion des REM-Schlafs für die Verarbeitung emotionaler Gedächtnisinhalte und damit der Bildung des Traumagedächtnisses. Eine prominente Theorie hierzu ist die »Sleep to remember and sleep to forget (SRSF)« Theorie (van der Helm & Walker 2011; Walker 2009), die besagt, dass der REM-Schlaf einerseits die Konsolidierung emotionaler Gedächtnisinhalte fördert, andererseits aber die affektive Tönung emotionaler Gedächtnisinhalte vermindert. Diese Annahme steht in enger Übereinstimmung mit der Theorie der Emotionsregulation durch das Träumen, das ja ebenfalls besonders intensiv während des REM-Schlafs erfolgt (siehe Kapitel 1.3). Die SRSF-Theorie wird gestützt durch experimentelle Befunde, dass Schlaf die Konsolidierung emotionaler Gedächtnisinhalte oder die Habituation an emotionale Reize fördert (Pace-Schott et al. 2009; 2011) und zugleich die Affektivität dieser emotionalen Inhalte mildert. Mit anderen Worten: durch den REM-Schlaf werden die »heißen« affektiven (traumatischen) Gedächtnisinhalte zu »kalten« autobiographischen emotionalen Erinnerungen.

2.1.3 Ätiologische Modelle

Auch wenn, wie bei so vielen psychischen Störungen, die genaue Entstehung einer PTBS nicht im Einzelnen geklärt ist, gibt es einige gut etablierte ätiologische Modelle, die die Entwicklung einer PTBS zu erklären versuchen. Das Verständnis dieser ätiologischen Modelle ist auch notwendig, um die Entstehung und Aufrechterhaltung posttraumatischer Albträume verstehen zu können. Ein Modell von Keane und Barlow (2002; zitiert nach Keane et al. 2006) ist ein Konditionierungsmodell der PTBS. Das Modell nimmt drei Vulnerabilitätskomponenten an: prä-morbide psychologische Variablen, prä-morbide biologische Variablen und das traumatische Ereignis. Eine PTBS entstehe nach diesem Modell aufgrund einer spezifischen Kette von Ereignissen: intensive Emotionen aufgrund des traumatischen Ereignisses führen zu konditionierten Alarmreaktionen. Diese treten während der Exposition an Situationen auf, die das traumatische Ereignis symbolisieren oder an einen Aspekt desselben erinnern. Die Entwicklung konditionierter Alarmreaktionen kann zu einer persistierenden Vermeidung solcher Trauma-assoziierten Reize führen. Nach diesem Modell ist das bloße Erleben einer traumatischen Situation oder intensiver Emotionen allein nicht hinreichend für die Entwicklung einer PTBS. Dafür bedarf es zusätzlich des Erlebens von Angst und der Überzeugung, dass die eigene emotionale Reaktion auf diese Ereignisse sich unkontrolliert fortsetzt. Die Intensität einer PTBS wird in gewisser Weise durch Bewältigungsmechanismen und soziale Unterstützung moderiert, wofür es zahlreiche empirische Belege gibt (Keane et al. 2006).

Da die meisten Menschen, die ein Trauma erleben, keine PTBS entwickeln, kommt weiteren Faktoren eine wichtige Rolle zu, die somit als Schutz- oder Risikofaktoren fungieren können. Diese Risikofakten bestehen in Form individueller, prä-morbider Faktoren, in Form von auf das Trauma bezogener Faktoren und in Form von Ereignissen nach dem Trauma.

Die biologischen und psychologischen prä-morbiden Risikofaktoren für die Entwicklung einer PTBS sind genetische Faktoren für eine erhöhte Sensitivität für Stressreaktionen und damit auch familiäre genetisch mitdeterminierte Psychopathologien. So scheinen Frauen ein höheres Risiko für die Entwicklung einer PTBS zu haben, ebenso wie Personen, die in keiner festen Partnerschaft leben. Ein bedeutender Risikofaktor scheint die Kumulation traumatischer Ereignisse zu sein. Das wiederholte Erleben von – auch unterschiedlichen – traumatischen Situationen erhöht das Risiko für die Entwicklung einer PTBS bei späteren Traumatisierungen (Keane et al. 2006). Dies ist auch der Grund für die Entwicklung einer Typ-II Traumatisierung. Schließlich stellen auch Schlafstörungen vor der Traumatisierung einen Risikofaktor dar. Wie gezeigt werden konnte, hatten viele Personen die nach einer Naturkatastrophe (Hurricane Andrew) eine PTBS entwickelt haben, auch schon vor der Katastrophe (allerdings retrospektiv berichtet) schlechte Träume und einen schlechteren Schlaf (Mellman & Hipolito 2006). Die Bedeutung eines gestörten Schlafs nach einer Traumatisierung wurde bereits genannt.

Auf das Trauma bezogene Faktoren von ätiologischer Relevanz sind neben der Schwere der Traumatisierung vor allem die direkte Bedrohung des eigenen Lebens, die emotionalen Reaktionen und die kognitiven Bewertungen während des Traumas. Von besonderer Relevanz sind die peritraumatischen Dissoziationen, die einen wesentlichen Risikofaktor für die Entwicklung und Aufrechterhalten einer PTBS darstellen. Peritraumatische Dissoziationen führen vermutlich zu einem desorganisierten Traumagedächtnis bzw. dem Fehlen der Integration der traumatischen Erfahrung in das autobiographische Gedächtnis, was vermutlich ein zentraler Faktor für die Ausbildung einer PTBS ist.

Unter den posttraumatischen Faktoren kommt der sozialen Unterstützung die größte Bedeutung zu. Fehlende soziale Unterstützung, häufig in Form von Vorwürfen, das (interpersonale) Trauma durch eigenes Verhalten mitbedingt zu haben, stellt einen wesentlichen Risikofaktor für Entstehung und Aufrechterhalten einer PTBS dar. Es gibt allerdings Hinweise dafür, dass die soziale Unterstützung nach einem Trauma ihrerseits wieder von den PTBS-Symptomen abhängig ist.

Ein kognitives Modell zur Ätiologie der PTBS stammt von Ehlers und Clark (2000). Dieses Modell geht davon aus, dass eine persistierende PTBS dann entsteht, wenn die betroffene Person ein Trauma so verarbeitet, dass es zu einer anhaltenden und ernsthaften Bedrohung wird. Diese Bedrohung folgt aus einer exzessiven negativen Bewertung des Traumas oder seiner Folgen und einer Störung des autobiographischen Gedächtnisses dergestalt, dass die traumatische Erfahrung wenig elaboriert und kontextualisiert wird. Dadurch verbleiben das Trauma und die Erinnerung daran im impliziten Gedächtnis anstatt in das explizite Gedächtnis überführt zu werden.

Verbleiben traumatische Erfahrungen im impliziten Gedächtnis, geht das aufgrund der neuronalen Verschaltung des impliziten Gedächtnisses mit den Mandelkernen (Amygdalae) mit vermehrten negativen Emotionen einher und es kommt dadurch zu einer Aktivierung der neuronalen (sympathischen) und endokrinen Stressreaktionen (LeDoux 2007). Zudem wird das implizite Gedächtnis stark durch Konditionierungs- und Primingprozesse gesteuert, was bedeutet, dass die traumatischen Erinnerungen leicht durch entsprechende Triggerreize auf einer subliminalen Ebene aktiviert werden können. Daher ist es das Ziel der PTBS-Behandlung, durch die bewusste und therapeutisch geleitete Konfrontation mit dem Trauma, dessen Manifestation im Gedächtnis vom impliziten ins explizite autobiographische Gedächtnis zu überführen. Dort ist die Auslösung der physiologische (Angst-)Reaktion weniger wahrscheinlich, es kann weniger leicht durch Triggerreize aktiviert werden und es ist in einem geordneten und logischen (anstelle rein assoziativem) Kontext systematisch biographisch eingebunden.

Von Relevanz ist auch das Modell von Foa (Foa et al. 1989). Es geht davon aus, dass sich das erlebte Trauma bzw. die Erinnerung daran, in einem Furchtnetzwerk im Gedächtnis etabliert. Dieses Furchtnetzwerk hat die typischen Eigenschaften eines Schemas bzw. Cell-Assemblies im Sinne Hebbs. Es kann somit leicht durch mit dem Trauma assoziierte Reize aktiviert werden (Triggerreize) und die Aktivierung erfolgt nach dem Alles-oder-nichts-Prinzip, d. h., das Traumanetzwerk wird als Ganzes aktiviert, mit all den mit ihm verbundenen sensorischen Erinnerungen, physiologischen Reaktionen, Emotionen und Kognitionen. Eine einmal entwickelte PTBS weist nach diesem Modell deshalb eine hohe Stabilität auf, weil durch die Vielzahl potenzieller Triggerreize das Furchtnetzwerk immer wieder aktiviert und dadurch noch weiter verstärkt wird.

2.1.4 Behandlung

Auf die Behandlung der Traumafolgestörungen, vor allem der PTBS, kann hier nicht vertieft eingegangen werden. Bekanntermaßen gibt es eine Reihe effektiver traumafokussierter psychotherapeutischer Methoden, wie etwa die Narrative Expositionstherapie (Schauer et al. 2011), die Prolongierte Exposition (Foa et al. 1999), die Kognitive Therapie nach Ehlers und Clark (Ehlers 1999), die Cognitive Processing Therapy (CPT; König 2012) oder Kombinationen aus diesen Verfahren (z. B. Maercker et al. 2006). Zudem das Eye-Movement Desensitization and Reprocessing (EMDR; Shapiro 2018), oder imaginative Verfahren wie das Imagery Rescripting and Reprocessing (IRRT; Schmucker & Köster 2014) und die Psychodynamisch Imaginative Traumatherapie (PITT) nach Reddemann (z. B. Reddemann 2019).

Alle diese Verfahren ermöglichen es den Patient:innen, die traumatischen Erfahrungen, die oft abgespalten und desorganisiert im Gedächtnis vorliegen, in geordneter Weise in das autobiographische Gedächtnis zu integrieren und zudem positive Elemente der Bewältigung des Traumas an diese zu assoziieren. Sie enthalten als zentrales Element die Exposition an das Trauma bzw. die Traumaerinnerung, was imaginativ, narrativ, in-vivo oder bezüglich kognitiver Umstrukturierung erfolgen kann (Schäfer et al. 2019). Bei der Exposition an das Trauma ist es von Bedeutung, dass ein durch das Trauma entstandenes bzw. dieses neuronal konstituierendes Furchtnetzwerk (Foa et al. 1989) aktiviert wird und die im Rahmen der Exposition gemachten positiven Erfahrungen der Habituation an die ausgelöste Angst, der Kontrolle über die Situation und deren Bewältigung in dieses integriert werden. Dadurch verändert sich das Furchtnetzwerk und verliert seinen bedrohlichen Charakter, weil Aspekte der kognitiven und emotionalen Bewältigung des Traumas assoziiert sind. Dies erleichtert die Überführung der traumatischen Erinnerung in das autobiographische Gedächtnis.

Daneben finden auch nicht-traumafokussierte Therapieansätze Anwendung in der Behandlung der PTBS. Deren Wirksamkeit ist aber deutlich geringer und wird nicht zur Behandlung der PTBS empfohlen (S3-Leitline PTBS, Schäfer et al. 2019). Somit ist die traumafokussierte Psychotherapie die Behandlung erster Wahl bei der Therapie der PTBS und dieser wird auch der Vorzug vor der pharmakologischen Behandlung gegeben, die weder als alleinige noch als primäre Therapie der PTBS Anwendung finden soll (Schäfer et al. 2019).

Die sehr erfolgreichen traumafokussierten Therapieverfahren fokussieren sich, wie der Name sagt, auf die Exposition mit dem Trauma und dessen Bewältigung, d. h., deren Integration in die eigene Biographie, in das »kalte« autobiographische Gedächtnis, anstatt es im »heißen« Traumagedächtnis zu belassen. Bezüglich der bei der PTBS auftretenden Albträume gehen diese Therapieverfahren davon aus, dass mit der erfolgreichen Behandlung der Störung, also der erfolgreichen Konfrontation mit dem Trauma und seiner Integration, auch die Symptome verschwinden, somit auch die posttraumatischen Albträume. Allerdings hat sich gezeigt, dass dies häufig nicht der Fall ist, dass die Albträume bei ansonsten erfolgreicher Therapie persistieren. Da keine der genannten traumafokussierten Therapieformen explizit die Bearbeitung der Albträume vorsieht, ist diese Symptomatik eher unbeachtet und wird bei den gängigen Therapieverfahren nicht explizit behandelt.

2.2 Der Einfluss von Traumatisierung auf die Entstehung und Aufrechterhaltung von Albträumen

Beim Störungsbild der PTBS treten sehr häufig Albträume auf, in denen das Trauma wiedererlebt wird (posttraumatische Wiederholungen). Aufgrund der tatsächlich erlebten traumatischen Erfahrung sind diese Albträume oft, zumindest anfänglich, identisch und stellen eine immer wieder auftretende albtraumhafte Wiederholung des tatsächlich erlebten Traumas dar. Die typischen repetitiven posttraumatischen Albträume sind replikativ und lassen das erlebte Trauma nochmals multimodal erleben mit allen begleitenden kognitiven, affektiven, physiologischen und behavioralen Reaktionen. Solche Träume können in Einzelfällen über Jahrzehnte hin ohne nennenswerte Veränderung auftreten.

Die klassischen replikativen posttraumatischen Albträume enthalten Merkmale von typischen REM-Träumen, zum Beispiel die elaborierte Traumhandlung, wie auch von typischen Non-REM-Träumen, etwa intensive peripher-physiologische und motorische Reaktionen, und können sowohl in frühen als auch in späten Schlafzyklen auftreten (Phelps et al. 2008). Jedoch sind diese replikativen posttraumatischen Albträume nur eine Teilmenge der bei Personen mit PTBS auftretenden belastenden Träume. Ein größerer Teil der Träume, vor allem nach größerem zeitlichem Abstand zur Traumatisierung, scheinen solche zu sein, die das traumatische Ereignis in symbolischer Weise abbilden oder anderweitig mit dem Trauma assoziiert sind, wobei das Ausmaß, wie das tatsächliche traumatische Ereignis abgespielt wird, variiert. Wilmer (1996) beschrieb in einer Studie an 306 Vietnam-Veteranen drei Arten posttraumatischer Träume: tatsächliche Träume (Wiederholung des traumatischen Ereignisses) mit einer Häufigkeit von 53 %, variable Träume (ein plausibles, aber nicht das tatsächliche traumatische Ereignis) mit einer Häufigkeit von 21 % und halluzinatorische Träume (metaphorische oder symbolische Träume, die mit dem Trauma in Verbindung gebracht werden) mit einer Häufigkeit von 26 %. Diese Traumtypen liegen vermutlich auf einem Kontinuum und bilden den Prozess der Erholung von einem Trauma ab. In dieselbe Richtung geht der Vorschlag von Hartmann (1998), der in der Veränderung der Inhalte posttraumatischer Träume ein Abbild des veränderten Erlebens des Traumas sieht (siehe Kap. 3.3).

Auch wenn posttraumatische Albträume meist aus Traumafolgestörungen, insbesondere der PTBS, bekannt sind, darf nicht außer Acht gelassen werden, dass posttraumatische Träume und Albträume auch auftreten können, wenn zwar ein Trauma erlebt wurde, aber keine Traumafolgestörung sich entwickelt hat (Phelps & Forbes 2012). Eine Traumatisierung kann (muss aber nicht) zu Träumen führen, in denen das erlebte Trauma in irgendeiner Weise vorkommt. Diese müssen keine Albträume sein. Wenn diese posttraumatischen Träume nicht als Albträume erlebt werden, können sie sogar eine wichtige adaptive Funktion im Sinne einer emotionalen und kognitiven Integration des erlebten Traumas darstellen (siehe Kapitel 3). Haben die posttraumatischen Träume aber albtraumhaften Charakter, können diese posttraumatischen Albträume in verschiedenen Formen auftreten (Mellman & Hipolito 2006). Es ist keineswegs so, dass in den posttraumatischen Albträumen immer und regelhaft das erlebte Trauma repliziert wird. Viel eher scheint es so zu sein, dass, wie bereits erwähnt, mindestens drei Formen posttraumatischer Albträume unterschieden werden können, die sich hinsichtlich des Realitätsgehaltes des erlebten Traumas unterscheiden. So gibt es 1) rein replikative Albträume, in denen das erlebte Trauma in gleicher Form immer wieder geträumt wird, 2) gemischt-replikative Albträume, in denen das erlebte Trauma als Grundmotiv vorkommt, das aber in abgewandelter Form auftritt und 3) symbolische Albträume, in denen das traumatische Ereignis nur noch in symbolischer Weise repräsentiert ist (Schreuder et al. 2000; siehe auch Kapitel 1.4.2 und 3.3).

Von besonderer Bedeutung scheint zu sein, dass mit zunehmender zeitlicher oder affektiver Distanz vom traumatisierenden Ereignis, die posttraumatischen Albträume die Tendenz haben, kontinuierlich von der rein replikativen Form in die symbolische Form überzugehen. Diese Veränderung spiegelt vermutlich eine Bewältigung des erlebten Traumas wider, wie es von Hartmann (1998) postuliert wurde. Insofern scheint ein nicht oder schlecht bewältigtes Trauma auch die posttraumatischen Albträume, vorwiegend in ihrer replikativen Form, aufrecht zu erhalten, während mit der Linderung einer PTBS auch das Symptom der Albträume generell schwächer wird oder diese sich in das Trauma symbolisierende Albträume wandeln (siehe Kapitel 3).

Wir haben somit das Muster, dass ein erlebtes Trauma zu posttraumatischen Albträumen führen kann und diese können ohne eine PTBS oder mit einer PTBS auftreten. Sind sie entstanden, treten sie zunächst meist in replikativer Form auf, können aber eine Metamorphose durchlaufen hin zu symbolischen posttraumatischen Albträumen (und aus jeder dieser Entwicklungsphasen heraus auch wieder verschwinden). Dies ist in Abb. 1 graphisch dargestellt.

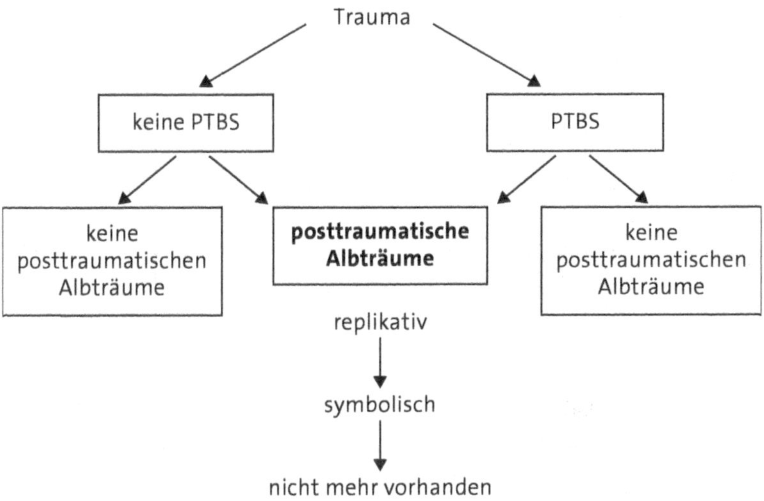

Abb. 1 Schematische Darstellung der möglichen Entstehungsbedingungen posttraumatischer Albträume

Aus den Befunden, dass posttraumatische Albträume im Lauf der Zeit immer mehr in die symbolische Form übergehen und nicht mehr das ursprünglich erlebte Traum abbilden, ergibt sich die kritische und gegenwärtig nicht abschließend geklärte Frage, ob Albträume immer auf ein Trauma zurückgeführt werden können, auch wenn dieses nicht bewusst erinnert werden kann. Ob also nicht auch idiopathische Albträume letzten Endes doch auch symbolische posttraumatische Albträume sind, für die die Traumatisierung nicht bewusst ist. Diese Auffassung wird in gewisser Weise von Nielsen (2017) in seiner Stress Acceleration Hypothesis vertreten (siehe Kap. 1.8), indem er davon ausgeht, dass frühkindliche negative emotionale Erfahrungen, und somit auch Traumatisierungen, generell ein Risikofaktor für die Entstehung von (idiopathischen) Albträumen seien. In dieselbe Richtung weisen in gewisser Weise auch Befunde, dass ein unsicherer Bindungsstil, der sich aufgrund der Frustration von Bindungswünschen in der frühen Kindheit entwickelt, mit einem größeren Risiko für die Entwicklung von Albträumen im späteren Lebensalter einhergeht (Belfiore & Pietrowsky 2017). Auf der anderen Seite sind idiopathische Albträume extrem häufig und gerade im Kindesalter ein normales und primär nicht störungsrelevantes Phänomen. Insofern müsste man davon ausgehen, dass fast alle Kinder schon traumatisiert sind, sollte die Annahme, dass allen Albträumen Traumatisierungen zugrunde liegen, was doch als extrem unwahrscheinlich anzusehen ist, sofern man nicht Verfechter der These des Geburtstraumas ist.

Es gilt auch zu beachten, dass sich nach einer Traumatisierung nicht unbedingt sofort posttraumatische Albträume entwickeln müssen. Insgesamt gibt es wenig Befunde zur Schlafqualität und Traumerleben in der frühen Phase nach einer Traumatisierung. Die meisten Untersuchungen erfolgten nach einer chronifizierten PTBS. Jedoch haben die Studien, die in den frühen Phasen nach einer Traumatisierung durchgeführt wurden, gezeigt, dass nach einem erlebten Trauma zunächst der Schlaf verändert ist, dergestalt, dass sich die Schlafqualität verschlechtert, insgesamt mehr Wachzeiten vorkommen und vor allem der REM-Schlaf betroffen ist (siehe auch Kap. 2.1.2).

Weiterhin bestehen bereits in der frühen Phase (innerhalb eines Monats) nach einer Traumatisierung Unterschiede im Schlaf zwischen traumatisierten Personen, die später eine PTBS entwickeln, und solchen, die keine PTBS entwickeln. Bei Traumatisierten, die später eine PTBS entwickelt haben, war der REM-Schlaf mehr zerstückelt; die REM-Phasen waren verkürzt, dafür aber häufiger (Mellman et al. 2002). Interessanterweise berichteten die Personen, die später eine PTBS entwickelten, bereits in dieser Phase über hoch replikative Albträume, träumten also die Traumatisierung genauso, wie sie sich zugetragen hatte. Im Gegensatz dazu erinnerten sich diejenigen Personen, die keine PTBS entwickelten, entweder gar nicht an ihre Träume oder hatten Träume, die keine traumatischen Erinnerungen enthielten (Mellman & Hipolito 2006). Auch waren Klagen über Schlaflosigkeit und exzessive Tagesschläfrigkeit Prädiktoren für die spätere Entwicklung einer PTBS (Mellman & Hipolito 2006).

Da die albtraumhaften posttraumatischen Wiederholungen ein wesentliches Kriterium der PTBS darstellen, wurden sie bislang nicht als eigenständige Störung kodiert, sondern als Symptom der zugrunde liegenden (und zu kodierenden) PTBS. Es wird aktuell diskutiert, ob die posttraumatischen Wiederholungen bei der PTBS anstatt eines Symptoms dieser Störung nicht auch eine eigenständige Störung darstellen können. Insofern gestatten das ICD-10 seit der 10. Revision im Jahr 2007 und die ICSD-3 auch die eigenständige Klassifikation von Albträumen neben der PTBS-Diagnose, wenn die klinische Symptomatik der Albträume sehr dominant ist. Die eigenständige Klassifikation von Albträumen neben einer PTBS ist auch in den Fällen gegeben, wenn bei Patient:innen mit PTBS Albträume auftreten, die nicht mit dem Trauma assoziiert sind und insofern idiopathische Albträume sind.

Nicht trivial ist die Frage, warum beim Vorliegen einer PTBS die Albträume aufrechterhalten werden. Es könnte nämlich vielmehr angenommen werden, dass das wiederholte Erleben der Albträume eine Exposition an diese darstellt und daher im Sinne einer therapeutischen Exposition eine Habituation an die Albträume erfolgen müsste. Dies ist im Allgemeinen jedoch nicht der Fall. Dafür, dass posttraumatische Albträume nicht wie eine therapeutische Exposition wirken und zu einer Habituation an sie führen, sondern im Gegenteil zu einer weiteren Sensitivierung und damit Zunahme der erlebten Bedrohlichkeit und somit Aufrechterhaltung der PTBS führen, sind folgende Gründe zu nennen: In Träumen wird immer wieder die traumatische Situation erlebt, ohne dass dabei die korrigierende Erfahrung gemacht wird, dass der Trauminhalt ungefährlich ist. Es findet daher keine negative Verstärkung (ein Nachlassen der Angst) durch die Exposition mit dem Trauminhalt statt. Zudem können, im Gegensatz zu einer therapeutischen Exposition, während des Träumens auch keine Sicherheitssignale in das Traumagedächtnis aufgenommen werden, sodass dieses auch nicht abgemildert werden kann. Das replikative Erleben des Traumas im Traum bestätigt vielmehr die Bedrohlichkeit des Traumagedächtnisses. Ferner ist die Expositionsdauer an das traumatische Geschehen in den posttraumatischen Träumen in der Regel relativ kurz, sodass neben der dadurch fehlenden Habituation auch keine Möglichkeit besteht, die traumatische Erfahrung in das autobiographische Gedächtnis zu integrieren. Die Angst vor den posttraumatischen Albträumen verhindert auch, die Bewertung der PTBS-Symptome zu verändern im Sinne von hilflosem Ausgesetztsein bis hin zu deren Bewältigung. Es findet in den posttraumatischen Träumen auch keine veränderte Bewertung von Details des traumatischen Ereignisses statt, wie sie sonst in der traumafokussierten Traumatherapie erfolgt (Rothbaum & Mellman 2001). Somit besteht ein zirkulärer und aufrechterhaltender Prozess zwischen der PTBS und den replikativen posttraumatischen Albträumen. Diese Annahme wird auch gestützt durch Befunde von van Liempt (2012), die zeigen konnte, dass Albträume das Risiko für eine PTBS erhöhen, eine PTBS zu einer Schlaffragmentation führt, die ihrerseits die Furchtextinktion verschlechtert, was wiederum die PTBS aufrecht erhält und neue Albträume auslöst.

Zusammengefasst kann festgehalten werden, dass eine Traumatisierung mit einer großen Wahrscheinlichkeit zu Albträumen führt, wobei Prävalenzraten zwischen 19 und 96% berichtet werden (Miller et al. 2017), jedoch nur ein geringerer Teil der Traumatisierten auch eine Traumafolgestörung entwickelt. Haben sich posttraumatische Albträume ausgebildet, haben diese die Tendenz, sich zu verfestigen und die Traumafolgestörung aufrecht zu erhalten. Dies ist vor allem der Fall, wenn die posttraumatischen Albträume überwiegend replikativer Art sind oder in dieser Form verbleiben. Warum das so ist, soll im nächsten Kapitel beleuchtet werden.

KAPITEL 3

Funktionalität der Albträume für die Traumafolgen

3.1 Sind posttraumatische Albträume ein bloßes Symptom einer Traumafolgestörung oder haben sie Einfluss auf diese?

In den vorigen Kapiteln haben wir gesehen, dass es einen engen Zusammenhang zwischen dem Auftreten posttraumatischer Albträume und einer Traumafolgestörung gibt. Wie beschrieben, sind die posttraumatischen Albträume nicht nur ein Symptom der PTBS, sondern sie können auch nach einer Traumatisierung auftreten, ohne dass sich eine Traumafolgestörung entwickelt. Oder sie können in frühen Phasen nach einer Traumatisierung auftreten, noch bevor sich eine Traumafolgestörung etabliert hat. Daraus ergibt sich die zentrale Frage, wie die Beziehung zwischen einer PTBS und posttraumatischen Albträumen genau ist. Wenn letztere bei einer PTSB auftreten, sind sie dann ein bloßes Symptom dieser, vergleichbar den Intrusionen im Wachzustand? Oder sind sie ein Symptom der PTBS, aber von anderer Art als die Intrusionen, also weniger replikativ nur auf das Trauma bezogen? Oder besteht eine funktionale Beziehung zwischen dem Auftreten dieser Träume und der Manifestation einer Traumafolgestörung? Was bedeuten würde, dass die Abhängigkeit zwischen PTBS und posttraumatischem Traum gegenseitig ist. Und wenn dem so ist, wie verändern sich dann die posttraumatischen Albträume und die PTBS im Lauf der Zeit durch diese wechselseitige Abhängigkeit?

Diese Fragen lassen sich aus der Sicht des Wissens über die PTBS und des Wissens aus der Traumforschung angehen, wobei unterschiedliche Antworten resultieren. Aus der Sichtweise zur PTBS würden die posttraumatischen Albträume als Symptom und damit als Konsequenz der PTBS angesehen werden; letztlich ohne weitere Differenzierung, ob sie analog den Intrusionen und Flashbacks sind oder von diesem rein replikativen Erleben verschieden sind. Aus der Sicht der Traumforschung würde eine funktionale Beziehung zwischen PTBS und posttraumatischen Albträumen angenommen werden insofern, dass das erlebte Trauma zwar auf den Inhalt der dadurch bedingten Träume Einfluss nimmt, diese aber aufgrund ihrer problemlösenden und emotionsregulierenden Funktion auch wiederum die Erinnerung an das Trauma beeinflussen. Dadurch sollte das emotionale Erleben des Traumas verändert und abgeschwächt werden, sodass letztlich die PTBS »geheilt« wird und zugleich die posttraumatischen Träume demzufolge immer weniger traumatische Inhalte haben und damit immer weniger »posttraumatisch« werden.

3.2 Posttraumatische Albträume sind Symptom einer PTBS und fördern deren Aufrechterhaltung

Bevor wir uns den empirischen Befunden zuwenden, die belegen sollen, dass die posttraumatischen Albträume ein bloßes Symptom einer PTBS sind, wollen wir die theoretischen Überlegungen vergegenwärtigen, die diese Annahme nahelegen. Hierzu sind vor allem die Annahmen zur Existenz eines Traumanetzwerks (Foa et al. 1989) zu nennen, die Stärkung und Aufrechterhaltung des Traumagedächtnisses durch wiederholte Konfrontation mit dem Trauma und der dadurch erlebten anhaltenden traumatischen Bedrohung, wie es durch die Albträume der Fall ist (Ehlers & Clark 2000; Ehlers et al. 2002). Die Annahme von Albträumen als bloßem Symptom der PTBS ist theoretisch nur für die rein replikativen Albträume ableitbar und die Empirie bezieht sich ebenfalls nur auf diese.

Diese rein replikativen Albträume machen etwa 50 % der posttraumatischen Albträume bei Personen mit einer PTBS aus (Wittmann et al. 2007). Wie die Intrusionen und Flashbacks des Wachzustands bilden sie das erlebte Trauma oder bestimmte Aspekte dessen exakt ab. Dabei sind auch Erinnerungen verschiedener Sinnessysteme betroffen, neben visuellen Erinnerungen oft auch auditorische, taktile oder olfaktorische, und Erinnerungen an die erlebten Emotionen und Kognitionen. Es wird angenommen, dass diese Erinnerungen deshalb so leicht und exakt abgerufen werden können, weil sie in einem Traumanetzwerk abgespeichert sind, welches einem Schema entspricht. D.h., die Aktivierung eines Teils dieses Netzwerkes aktiviert das gesamte Netzwerk, sodass alle damit verknüpften Assoziationen wachgerufen werden. Im Schlaf bzw. während des Träumens wird, durch das aufgrund der PTBS bestehenden Hyperarousals oder durch Trigger aus anderen Träumen, das Traumanetzwerk aktiviert und es kommt zum Auftreten der replikativen Träume. Da viele Modelle zur PTBS annehmen, dass die Repräsentation des unverarbeiteten Traumas in einer abgekapselten und nicht in das autobiographische Gedächtnis integrierten Form vorliegt (Brewin et al. 1996; Foa & Rothbaum 1998), führt die Triggerung desselben zu einer stereotypen Aktivierung von Intrusionen/Flashbacks oder replikativen Albträumen, sodass kein prinzipieller Unterschied zwischen Intrusionen/Flashbacks und Albträumen vorliegt. Von der Annahme, dass posttraumatische Albträume wie die Intrusionen ein exaktes Abbild des Traumas sind, lassen sich daher die nicht-replikativen Albträume (die definitionsgemäß kein exaktes Abbild des Traumas sind) nicht erklären. Diese würden streng genommen nicht mehr als Symptom der PTBS angesehen werden, sondern als eigenständige idiopathische Albträume. Das gehäufte Auftreten von replikativen posttraumatischen Albträumen im Non-REM-Schlaf (Wittmann et al. 2007) stützt ebenfalls die Annahme replikativer Albträume als den Intrusionen analog, da in diesen Schlafstadien situative Gedächtnisinhalte, die gemäß der Dual-Representation-Theory von Brewin et al. (1996) traumatische Erfahrungen repräsentieren, im Non-REM-Schlaf leichter aktiviert werden können.

Die Nähe zwischen Intrusionen/Flashbacks und replikativen posttraumatischen Albträumen – und daher der Symptomcharakter der Albträume – konnte dadurch belegt werden, dass Personen, die Flashbacks haben, auch mehr Albträume haben und dass das Ausmaß der PTBS-Symptomatik positiv mit dem Ausmaß korreliert ist, je ähnlicher die Albträume dem tatsächlichen Trauma sind (Wittmann et al. 2007). Ebenso spricht der Befund, dass das häufige Auftreten posttraumatischer Albträume traumatisierte Personen mit PTBS von traumatisierten Personen ohne PTBS deutlich differenziert, für den Symptomcharakter der Albträume (Neylan et al. 1998). Dafür sprechen auch Befunde, dass das frühe Auftreten von posttraumatischen Albträumen nach der Traumatisierung (innerhalb der ersten Tage) wahrscheinlicher mit einer ausgeprägteren PTBS-Symptomatik einhergeht (Mellman et al. 2001). Dieser Zusammenhang scheint jedoch auch die Aufrechterhaltung der PTBS zu beeinflussen, da früh nach einer Traumatisierung auftretende posttraumatische Albträume auch die Wahrscheinlichkeit für das Bestehen der PTBS-Symptomatik zu einem späteren Zeitpunkt erhöhen (Mellman et al. 2001). Diese Autor:innen konnten zeigen, dass innerhalb der ersten Tage nach einer Traumatisierung 30 % der Betroffenen sich an einen Traum erinnerten, wovon 46 % der Träume replikative Träume waren und 33 % der Träume gemischt-replikativ waren. Nur 19 % der Träume hatten das Trauma nicht zum Inhalt. Die Proband:innen, die später eine PTBS entwickelten, hatten meistens zum frühen Messzeitpunkt einen replikativen oder gemischt-replikativen Albtraum. Kein Proband mit einem nicht das Trauma darstellenden Albtraum entwickelte eine PTBS. Immerhin gab es auch einige Proband:innen, die eine PTBS entwickelten, aber zum frühen Zeitpunkt nach der Traumatisierung von keinem Albtraum berichteten. (Dieses Teilergebnis kann darauf hinweisen, dass durch das komplette Fehlen einer Traumerinnerung nach einer Traumatisierung keine Verarbeitung des Traumas im Schlaf erfolgte, was zu einer Begünstigung einer PTBS-Entwicklung beitragen kann.) Somit legen die Ergebnisse dieser Studie nahe, dass replikative (und gemischt-replikative) Albträume Symptome einer PTBS sind und möglicherweise dieser sogar vorausgehen. Das der PTBS Vorausgehen widerspricht jedoch letzten Endes ihrem Symptomcharakter und weist eher auf eine Beeinflussung der PTBS-Ätiologie durch Albträume hin (siehe Kap. 3.3). Allerdings ist der Zusammenhang nicht eindeutig, da ein nicht unbeträchtlicher Teil der Proband:innen mit frühen replikativen Albträumen zum zweiten Erhebungszeitpunkt (der allerdings schon nach sechs Wochen lag) keine PTBS entwickelte.

In einer Studie von Schreuder et al. (2000) wurden Personen mit und ohne PTBS 40 Jahre nach ihrer jeweiligen Traumatisierung untersucht. Die Autor:innen konnten zeigen, dass über alle Proband:innen hinweg 46 % posttraumatische Albträume hatten, während 44 % Albträume ohne Bezug zum Trauma hatten. Die Proband:innen mit posttraumatischen Albträumen hatten eine ausgeprägtere PTBS-Symptomatik, gemessen anhand von Fragebogen, als Proband:innen mit nicht posttraumatischen Albträumen. Von den Teilnehmenden mit PTBS-Diagnose hatten 67 % replikative Albträume. Bezogen auf alle Proband:innen die posttraumatischen Albträume berichteten, hatten 42 % meistens replikative Albträume 35 % gemischt-replikative Albträume und 28 % nicht-replikative posttraumatische Albträume. Somit legen auch diese Ergebnisse eine Beziehung zwischen posttraumatischen Albträumen, insbesondere replikativen Albträumen, und PTBS nahe, allerdings sind die Befunde nicht einheitlich, da auch Personen ohne PTBS replikative Albträume hatten, wie auch Personen mit PTBS nicht-replikative posttraumatische Albträume aufwiesen.

Im Sinne der Aufrechterhaltung der PTBS geht das Modell von Ehlers (Ehlers & Clark 2000; Ehlers et al. 2002) davon aus, dass durch das wiederholte Erleben der traumatischen Erfahrung ein Gefühl der permanenten Bedrohung entsteht. Dieses wiederholte Erleben erfolgt durch die Intrusionen/Flashbacks, wie auch durch die replikativen posttraumatischen Albträume. Somit führen diese Albträume auch dazu, dass die PTBS immer wieder neu befeuert und damit aufrechterhalten wird, vor allem wenn sie den Träumenden den Albtraum so erscheinen lassen, als wäre er das tatsächliche traumatische Ereignis (Ehlers & Clark 2000). Empirisch gestützt wird diese Annahme durch Befunde, die zeigten, dass auch bei jahre- oder jahrzehntelang bestehender PTBS replikative posttraumatische Albträume relativ häufig auftreten (z. B. Schreuder et al. 2000), und es nicht zu einer Gewöhnung an die traumatischen Erinnerungen gekommen ist und somit zu keiner Furchtextinktion, die sich in einer verminderten Frequenz oder Intensität der posttraumatischen Albträume niederschlagen sollte.

Somit ist bezüglich der Aufrechterhaltung des Traumagedächtnisses und damit der PTBS-Symptomatik kritisch zu hinterfragen, warum die wiederkehrenden posttraumatischen Albträume nicht zu einem Verschwinden dieser führen, wie eigentlich aus den Modellen zur Exposition und Habituation an bedrohliche Reize angenommen werden sollte. Wie schon in Kap. 2.2 beschrieben, liegt dies vermutlich daran, dass die nächtliche Replikation des Traumas in den Träumen einer missglückten Exposition an das Trauma entspricht (Rothbaum & Mellman 2001) und dadurch das Traumagedächtnis (Foa et al. 1989) aktiviert und gestärkt wird.

Hinsichtlich der fehlenden Furchtextinktion durch replikative posttraumatische Albträume ist zu erwähnen, dass eine verminderte parasympathische Aktivität für die eingeschränkte Furchtextinktion eine wichtige Rolle zu spielen scheint (Mäder et al. 2023). Entsprechend konnten diese Autor:innen auch zeigen, dass bei traumatisierten Personen mit posttraumatischen Albträumen (wobei hier nicht zwischen replikativen und nicht-replikativen unterschieden wurde), eine erhöhte Herzratenreaktion im Startle-Paradigma nachgewiesen werden konnte, was als Indikator verminderter parasympathischer Aktivität gilt. Im Gegensatz dazu wiesen traumatisierte Personen mit nicht-traumatischen Albträumen einer erhöhte Hautleitfähigkeitsreaktion im Startle-Paradigma auf, die als Indikator erhöhter sympathischer Aktivität gilt (Mäder et al. 2023). Die Assoziation zwischen nicht-traumatischen Albträumen bei traumatisierten Personen und einer erhöhten Hautleitfähigkeitsreaktion ist insofern ebenfalls interessant, weil letztere auch ein Merkmal emotionaler Reizverarbeitung ist. Insofern kann tentativ angenommen werden, dass das Auftreten nicht-traumatischer Albträume bei Traumatisierten indiziert, dass deren Trauma möglicherweise emotionaler verarbeitet wurde und daher besser in das autobiographische Gedächtnis integriert ist, weshalb es nicht mehr in Albträumen auftritt. Bei den posttraumatischen Albträumen, die mit einer stärkeren Herzratenreaktion verbunden sind, kann im Sinne der Environmental rejection-Theorie von Lacey vermutet werden, dass hier ein Zurückweisen der Verarbeitung der traumatischen Erfahrung stattfindet, was auch zur fehlenden Furchtextinktion beitragen könnte.

Zusammengefasst kann festgehalten werden, dass replikative posttraumatische Albträume als ein Symptom der PTBS angesehen werden können, analog zu den anderen Symptomen des Symptomclusters B (siehe Tabelle 3, S. 59), also Intrusionen und Flashbacks. Die Symptome dieses Clusters sind positiv mit der Stärke der PTBS korreliert. Aufgrund der Ätiologiemodelle zur PTBS (z. B. Brewin et al. 1996; Ehlers

& Clark 2000; Foa & Rothbaum 1998) kann angenommen werden, dass die replikativen Albträume Abbild eines zugrundeliegenden Gedächtnisnetzwerkes sind, in dem die sensorischen, emotionalen und kognitiven Merkmale der Traumatisierung gespeichert sind und dass sie zur Aufrechterhaltung der PTBS beitragen. Die Befundlage ist jedoch insgesamt recht schwach und zum Teil widersprüchlich. Schließlich ist die Unterscheidung zwischen replikativen Albträumen als Intrusionen und anderen posttraumatischen Albträumen als »richtigen« Träumen sehr kategorial gedacht. Möglicherweise sollten die Formen posttraumatischer Albträume anstatt kategorial in Hinblick auf ihre Traumfunktion eher prozessual gesehen werden. Dann erscheint es eher wahrscheinlich, dass posttraumatische Albträume nicht nur ein bloßes Symptom der PTBS sind, so wie Intrusion, die aus einem gespeicherten Traumagedächtnis stereotyp aktiviert werden, sondern dass sie Träume sind, die im Lauf der Zeit Veränderungen aufweisen, die auf eine funktionale Interaktion mit dem Traumagedächtnis hinweisen. Hierzu mehr im nächsten Kapitel.

3.3 Posttraumatische Albträume stehen in einem funktionalen Zusammenhang mit der PTBS und begünstigen deren Bewältigung

Wie im vorigen Kapitel gezeigt, gibt es nur wenig Evidenz dafür, dass posttraumatische Albträume ein bloßes Symptom der PTBS sind. Wenn überhaupt, kann dies nur für die rein replikativen Albträume zutreffen. Somit ist es wahrscheinlicher, dass die posttraumatischen Albträume (in ihrer gesamten Vielfalt an Erscheinungsformen) mehr als ein Symptom der PTBS sind und ihrerseits in einem funktionalen Zusammenhang mit der PTBS stehen. Das bedeutet, dass sie auf das Störungsbild der PTBS Einfluss nehmen und mit der Veränderung dieses Störungsbildes kovariieren.

Somit ergibt sich für diese Annahme eines funktionalen Zusammenhangs zwischen posttraumatischen Albträumen und PTBS eine dreifach gestufte theoretische Konzeption:

1. Posttraumatische Albträume sind mehr als das Symptom einer PTBS.
2. Posttraumatische Albträume wirken auf das Störungsbild der PTBS ein.
3. Posttraumatische Albträume verändern sich im Verlauf einer PTBS zusammen mit dieser.

Im Folgenden sollen die empirischen Befunde zu diesen theoretischen Konzeptionen vorgestellt werden.

Zu 1: Für die Annahme, dass posttraumatische Albträume mehr sind als das Symptom einer PTBS, spricht, dass sie generell nach einer Traumatisierung auftreten können, ohne dass es zur Entwicklung einer manifesten PTBS kommt. Allein daher können sie nicht nur Symptom einer PTBS sein, sondern sind vielmehr Kennzeichen einer Traumatisierung. Richtigerweise heißen sie ja auch »Posttraumatische« Albträume und nicht »Post-PTBS« Albträume. Zudem sind posttraumatische Albträume einer traumafokussierten Therapie gegenüber eher resistent. Wenn die posttraumatischen Albträume ein bloßes Symptom der PTBS wären, müssten sie zusammen mit der restlichen PTBS-Symptomatik durch eine erfolgreiche traumafokussierte Therapie verschwinden. Das ist in aller Regel jedoch nicht der Fall. Aus der Beobachtung, dass posttraumatische Albträume allein durch Traumatherapie nicht verschwinden, spricht, dass diese keine Intrusionen, sondern von Intrusionen unabhängige, »richtige« Träume sind (Phelps & Forbes 2012). Hingegen ist die Imagery-Rehearsal-Therapie, ein Verfahren zur Behandlung von Albträumen, auch bei der Beseitigung der posttraumatischen Albträume wirksam; was also den Traumcharakter im Gegensatz zum Intrusionscharakter dieser Albträume unterstreicht.

Zu 2: Eine theoretische Fundierung für die Annahme, dass posttraumatische Albträume auf das Störungsbild der PTBS einwirken, lässt sich aus der Mastery-Hypothese des Träumens ableiten. Gemäß dieser Theorie kann angenommen werden, dass während des Träumens eine Veränderung emotional-kognitiver Prozesse stattfindet, dass Bewältigungsversuche für belastende Situationen durchgespielt werden und neue assoziative Verknüpfungen zwischen Gedächtnisinhalten hergestellt werden. Dies dient letztlich auch der Emotionsregulation und psychischen Gesundung (siehe Kap. 1.3). Wenn für die PTBS eine Repräsentation im Sinne eines Traumagedächtnisnetzwerkes angenommen wird, so kann davon ausgegangen werden, dass auch dieses während des Träumens durch die Bewältigungs- und Lösungsversuche des Träumens affiziert wird.

Rothbaum und Mellman (2001) haben diese theoretische Konzeption in drei konkreten Fragen gefasst: (i) sind Träume nach einem traumatischen Ereignis eine Form therapeutischer Exposition? (ii) Können Träume bei kürzlich Traumatisierten als eine Form der Traumabearbeitung fungieren und die Symptome der PTBS lindern? (iii) Warum erhöhen Träume von dem traumatischen Ereignis die PTBS-Symptome bei Personen mit PTBS? Die Autor:innen betonen die Auffassung, dass bei kürzlich traumatisierten Personen deren Träume eine Art der Bearbeitung des Traumas darstellen, welche die PTBS-Symptomatik reduzieren kann. Somit würden Träume nach einem traumatischen Ereignis wie eine therapeutische Exposition fungieren. Dies scheint aber nur bei nicht unterbrochenem REM-Schlaf der Fall zu sein. Wird dieser durch sehr bedrohliche, replikative Träume unterbrochen, kann sich die therapeutische Wirkung der Träume durch Habituation an das Trauma nicht ausbilden. Zudem sind die replikativen Träume meist zu kurz, als dass sich ein (imaginativer) Zustand eines veränderten Umgangs mit dem Trauma einstellen könnte, sodass auch keine Bewältigungserfahrung gemacht werden kann. Daher kann angenommen werden, dass rein replikative Träume eher zu einer weiteren Sensitivierung gegenüber dem Trauma und damit einer Verstärkung führen, also in ungünstiger Weise auf die PTBS zurückwirken (siehe Kap. 3.2).

Anders ist es hingegen bei symbolischen posttraumatischen Albträumen, die eher geeignet sind, therapeutisch auf eine Traumafolgestörung einzuwirken (Rothbaum & Mellman 2001). Wichtig ist hier, dass der Schlaf nach einer Traumatisierung möglichst wenig gestört ist, sodass sich in ununterbrochenen REM-Phasen die emotionsregulierende Wirkung des Träumens ausbilden kann. Ein Ausdruck dieser Funktion ist der weniger stark replikativ ausgebildete Inhalt der posttraumatischen Albträume. Dieser kann sich schon früh nach einem

Trauma ausbilden oder im Verlauf der Zeit kontinuierlich entwickeln (siehe unten). Aus diesem Grund wird auch die Empfehlung der S3-Leitline zur Behandlung der PTBS (Schäfer et al. 2019) verständlich, keine Benzodiazepine nach akuter Traumatisierung zu verabreichen, weil dadurch die Ausbildung einer PTBS gefördert wird; vermutlich darüber, dass durch die REM-Schlaf-Suppression auch das Träumen unterdrückt und damit die Verarbeitung des Traumas durch die den Träumen zugeschriebene immanente emotionsregulatorische Wirkung.

Befunde, die gezeigt haben, dass das Ausbleiben von Träumen oder Traumerinnerungen kurzzeitig nach einer Traumatisierung (Phelps et al. 2008) mit einem erhöhten Risiko für die Entwicklung einer PTBS einhergeht, sprechen ebenfalls dafür, dass Träumen und damit eine emotionale Verarbeitung des Traumas unmittelbar nach der traumatischen Erfahrung, heilsam sind.

Die Kontextualisierung der posttraumatischen Albträume macht diese immer weniger dem erlebten Trauma ähnlich und ermöglicht durch diese Distanzierung auch eine Exposition an das Trauma durch diese Träume, ähnlich wie dies auch in den traumafokussierten Therapien stattfindet. Dass also neue Informationen, die mit einer Bewältigung oder Linderung der traumatischen Erfahrung verbunden sind, in das Traumagedächtnis eingefügt werden. Somit ist die Kontextualisierung der posttraumatischen Albträume bzw. ihre Veränderung hin zu symbolischen Träumen nicht nur ein rein passiv erlebtes Verändern des Trauminhalts, sondern ein aktives Einwirken auf die Trauminhalte, indem es, wie die Mastery-Traumtheorien postulieren, eine Bewältigung für die gerade symbolisch dargestellte Emotion hat. Da die symbolischen oder kontextualisierten Albträume dem Traumagedächtnis neue Aspekte hinzufügen, die in gewisser Weise mit einer Bewältigung des Traumas, weniger bedrohlichen Emotionen und weniger existenziell bedrohlichen Kognitionen verbunden sind, bilden sie die emotionsregulierende und psychotherapeutische Wirkung des Träumens ab.

Die oben genannten Fragen von Rothbaum und Mellman (2001) zum Einfluss von Träumen auf Traumatisierung und Traumafolgestörungen können somit dahingehend beantwortet werden, dass (i) Träume nach einem traumatischen Ereignis in aller Regel dann eine

Form therapeutischer Exposition darstellen, wenn sie nicht vorwiegend replikativer Art sind. (ii) Träume können bei kürzlich Traumatisierten als eine Form der Traumabearbeitung fungieren und die Symptome der PTSD lindern, wenn die Träume in möglichst ungestörtem Schlaf stattfinden? (iii) Träume von dem traumatischen Ereignis erhöhen dann die PTBS-Symptome bei Personen mit PTBS (im Sinne einer Sensitivierung), wenn diese Träume replikativer Art sind und nicht die Voraussetzungen vorliegen, dass eine Habituation an das Trauma erfolgen kann.

Zu 3: Posttraumatische Albträume verändern sich im Verlauf einer PTBS zusammen mit dieser. Dieser Aspekt beschreibt am differenziertesten, in welcher Art und Weise posttraumatische Albträume auf eine PTBS zurückwirken und in einem positiven Sinne diese zu lindern vermögen. Wie mehrfach gezeigt, verändern sich die Erscheinungsformen der posttraumatischen Albträume im Verlauf der Zeit von rein replikativ hin zu symbolisch (Schreuder et al. 2000) oder, nach Hartmann (1998), im Sinne der kontextuellen Veränderung. Er beschrieb aufgrund der Analyse von Serien von Träumen nach einem Trauma, dass die Traumatisierten meist zunächst von dem tatsächlichen Trauma träumten. Sehr schnell wandelten sich die Träume jedoch dahingehend, dass sie nicht mehr von dem traumatischen Ereignis, sondern von der dominierenden Emotion handelten. Dies habe sich etwa darin gezeigt, dass die untersuchten Personen davon träumten, von einer großen Flutwelle überflutet oder von einem Wirbelwind hinweggefegt zu werden, wobei diese Trauminhalte nicht dem tatsächlich erlebten Trauma entsprachen. Die dominierende Emotion, in diesen Fällen Angst vor Bedrohung, habe sich somit in einem neuen Kontext ausgedrückt, der nicht mehr dem der ursprünglich traumatisierenden Situation gleicht. Daher spricht Hartmann (1998) von einer Kontextualisierung des Traums, weil der Traum einen neuen bildhaften Kontext für die durch das Trauma hervorgerufenen Emotionen schafft. Allerdings ändern sich die dominierenden Emotionen nach einem Trauma ebenfalls im Laufe der Zeit. Während es anfänglich vor allem Furcht und Schrecken sind, würden diese oft abgelöst durch ein Gefühl der Schuld, häufig auch der Schuld, überlebt zu haben. Auch diese zeitlich sekundären dominierenden Emotionen würden dann in entsprechenden passenden Traumbildern kontextualisiert. Nach Hartmann (1998) würde diese kontextuelle Veränderung der Träume nicht nur posttraumatische Albträume betreffen, sondern sei ein generelles Merkmal vieler Träume, die von belastenden oder stressreichen Lebensereignissen handeln. Die Kontextualisierung von (posttraumatischen) Träumen wird nach Hartmann (1998) also durch die emotionalen Belange und Sorgen der Träumenden bestimmt und spiegelt damit deren emotionales Erleben wider. Die Veränderung der Inhalte posttraumatischer Albträume, also ihre Kontextualisierung, ist somit auch Ausdruck der Veränderung der durch die Traumatisierung ausgelösten bzw. vorherrschenden Emotionen.

Neben der sehr interessanten und innovativen Analyse der Veränderung der posttraumatischen Albträume mit zeitlichem Abstand vom Trauma durch Hartmann (1998) haben Schreuder et al. (2001) eine interessante Typologie der posttraumatischen Albträume vorgelegt. Dabei unterscheiden die Autor:innen, wie schon berichtet (vgl. Kap. 1.4.2), replikative Albträume, die das traumatisierende Ereignis unverändert wiederholen, gemischt-replikative Albträume, die sowohl Übereinstimmungen mit als auch Abweichungen von dem traumatischen Ereignis enthalten, und symbolische Albträume, die das Ereignis nicht mehr wiederholen, sondern assoziativ mit ihm in Verbindung stehen. Neben der reinen Beschreibung der unterschiedlichen Inhalte dieser Albtraumformen bezeichnen sie die replikativen Albträume als weniger »traumhaft«, da sie eher dem normalen und logischen Denken entsprechen, sie werden von erhöhter vegetativer Erregung begleitet und treten auch im Non-REM-Schlaf auf. Die vegetative Übererregung erinnert an nächtliche Panikattacken. Die symbolischen Albträume werden eher den »normalen« Träumen zugerechnet, da sie mit zahlreichen Unterbrechungen, einer irrationalen Struktur und vielen eidetischen Bildern einhergehen und vorwiegend im REM-Schlaf auftreten (Schreuder et al. 2001). Die symbolischen Albträume entsprechen den Albträumen nach Kontextualisierung gemäß Hartmann (1998).

Empirische Befunde für die Veränderung posttraumatischer Albträume von replikativen hin zu symbolischen Albträumen, also ihre Kontextualisierung, findet sich indirekt in der bereits erwähnten Studie von Mellman et al. (2001), in der Träume unmittelbar nach einem Trauma und sechs Wochen später erhoben wurden. Darin zeigte sich, dass eine PTBS zum Zeitpunkt nach sechs Wochen wahrscheinlicher war, wenn zum ersten Untersuchungszeitpunkt replikative Träume oder gar keine Träume berichtet wurden. Von den Proband:innen, die zum ersten Untersuchungszeitpunkt über rein symbolische Träume berichteten (in dieser Studie operationalisiert als Träume mit geringer Ähnlichkeit zum Trauma und geringer Belastung), entwickelte niemand eine PTBS. Auch wenn die Fallzahlen der Subgruppen in dieser Studie gering sind, verweisen die Ergebnisse doch darauf, dass ein kontextualisiertes Träumen von dem Trauma nicht mit einer Traumafolgestörung einherzugehen scheint, d.h., je früher die von Hartmann (1998) beschriebene Kontextualisierung stattfindet, desto unwahrscheinlicher ist das Auftreten einer PTBS.

Klare Evidenz für die Veränderung der Albtrauminhalte nach einer Traumatisierung stammt von der bekannten »Chowchilla-Studie« an Schulkindern nach einer Entführung ihres Schulbusses und dem Kidnapping der Kinder, die zusammen mit dem Busfahrer in einem vergrabenen LKW-Anhänger eingesperrt waren (Terr 1979; 1983). Hier zeigte sich, dass die Träume der entführten und sich später selbst befreiten 26 Kinder anfangs stark replikativ und schrecklich waren, wobei diese Untersuchungen jedoch erst einige Monate nach der Entführung stattfanden. Vier Jahre später hatte keines der untersuchten Kinder mehr replikative Albträume und es gab signifikant weniger schreckliche Träume. Die Hälfte der Kinder berichtete zu diesem Zeitpunkt von Träumen, in denen das Trauma verdeckt war, also symbolisch präsent und etwa ein Viertel der Kinder hatte Träume, in denen das Trauma modifiziert vorkam, also gemischt-replikative Träume gemäß Schreuder et al. (2001). Somit hatten sich bei drei Viertel der entführten Kinder die Träume von der rein replikativen Form in die gemischt-replikative oder symbolische Form gewandelt. Leider geht aus den Daten der Untersuchung nicht hervor, ob diese Veränderungen auch mit einem Rückgang der PTBS-Symptomatik einhergehen.

Zuletzt sei noch auf einen scheinbar paradoxen Aspekt der Traumatisierung eingegangen, das sogenannte posttraumatische Wachstum oder »Post-traumatic growth« (z.B. Sultani et al. 2024; Zoellner & Maercker 2006). Darunter versteht man die Zunahme der psychischen Stärke und Resilienz nach dem Durchleben und Bewältigen eines Traumas. Beispiele von »Post-traumatic growth« sind etwa eine höhere Wertschätzung des eigenen Lebens, das Setzen neuer Prioritäten im Leben, eine Zunahme der persönlichen Stärke oder eine größere Nähe in persönlichen Beziehungen (Zoellner & Maercker 2006). Dieses Phänomen wurde wiederholt beschrieben und hier ist vor allem von Interesse, welchen Beitrag Albträume zu diesem psychischen Wachstum leisten. Wie oben gezeigt, können posttraumatische Albträume die psychische Bewältigung des Traumas indizieren bzw. das Träumen diesen Prozess unterstützen. Die angenommene emotionsregulierende Funktion des Träumens trägt somit über die Veränderungen der posttraumatischen Albträume auch zur Gewinnung neuer Einsichten, neuer Wege des Umgangs mit dem Trauma und seiner Folgen bei und kann damit auch zum posttraumatischen Wachstum beitragen. Das zeigt sich dann auch in veränderten Trauminhalten. Beispielhaft sei der Titel des Artikels von Sultani et al. (2024) über posttraumatisches Wachstum bei Flüchtlingen genannt: »Now I have dreams in place of the nightmares«.

Zusammenfassung

Es gibt es also sehr viel Evidenz dafür, dass die posttraumatischen Albträume in einem funktionalen Zusammenhang mit Traumafolgestörungen, insbesondere der PTBS, stehen und auf diese in hilfreicher Weise Einfluss nehmen, sofern sie nicht rein replikativ sind. Sie tragen vermutlich zur Bewältigung der traumatischen Erfahrung bei und spiegeln in ihren Inhalten, die sich mit zunehmender Bewältigung der Traumaerfahrung immer mehr vom eigentlichen Trauma entfernen, die Überwindung der PTBS wider.

KAPITEL 4

Sonderformen (posttraumatischer) Albträume

4.1 Oneiroid

Das psychopathologische Bild des Oneiroids oder der oneiroiden Erlebnisform wird in der Literatur immer wieder, wenn auch nicht in eindeutiger Form, beschrieben (z. B. Jahraus 2004; Mayer-Gross 1924; Schmidt-Degenhard 2004; Wegener et al. 1995; Winkler 1948). Mayer-Gross (1924; zit. nach Jahraus 2004) beschrieb dieses Phänomen erstmals als eine *besondere Form von Bewusstseinsstörung, bei der phantastische und traumähnliche szenische Erlebnisse vorherrschen.* Während eine Reihe von Darstellungen das Oneiroid oder die oneiroide Erlebnisform als Phänomen von besonderer Qualität im Rahmen psychotischer Störungen wie Schizophrenien beschrieben (Jahraus 2004; 2007), sehen andere diesen Symptomkomplex eher als Phänomen bei schwerer körperlicher Versehrtheit (Schmidt-Degenhard 1992; Wegener et al. 1995). Schmidt-Degenhard (2004, S. 1) definiert es wie folgt:

> »Die oneiroide Erlebnisform ist ein traumartig veränderter Wach-/Bewusstseinszustand, in dem der Patient in einer trauma- oder krankheitsbedingten Extremsituation die Realität des lebensbedrohlichen Krankseins durch eine eigene, imaginäre Welt ersetzt. Im Gegensatz zu Halluzinationen, wie sie z. B. bei sensorischer Isolation auftreten können, ist sie gekennzeichnet durch eine Welthaftigkeit und besitzt für den Patienten absoluten Wirklichkeitscharakter. Sie ist nur durch Selbstschilderung, also über sprachliche Mitteilung erfassbar und bleibt für den Patienten unvergesslich.«

Das beschriebene Phänomen besteht also sowohl aus einem veränderten Bewusstseinszustand als auch aus Sinnestäuschungen in Form von Halluzinationen sowie Illusionen, deren Wahrnehmung sich in ihrer Qualität von Sinnestäuschungen im Rahmen anderer psychotischer Phänomene zu unterscheiden scheint.

Ätiologiemodelle zum Oneiroid gibt es bis dato kaum. Es wird angenommen, dass die Abweichung der Wahrnehmung von der Realität in Richtung einer fiktiven Wirklichkeit eine die Psyche schützende Funktion in sonst unerklärlichen oder bedrohlichen Extremsituationen sein kann (Claussen 1996; Schmidt-Degenhard 1992). Die Tatsache, dass ein Zusammenhang mit deliranten Zuständen nahegelegt wird (Ihrig et al. 2011; Schmitt & Pajonk 2008), es sich aber offenbar um ein Syndrom handelt, was in seiner Qualität vom klassischen postoperativen Delir abweicht (Hinweise darauf z. B. in der Arbeit von Cochen et al. 2005), macht deutlich, dass es unklar ist, inwieweit es sich beim Oneiroid um eine organisch verursachte Störung handelt.

Wo liegen nun die Verbindungen des Oneiroids mit Traumatisierung und Albträumen? Wie ausgeführt, entsteht das Oneiroid in der Regel aus einer stark traumatisierenden, das Leben bedrohenden Situation, häufig im Kontext körperlicher Erkrankungen oder im stationär-klinischen Setting. Insofern ist das Erleben eines Traumas zweifelsfrei fast immer gegeben. Zudem ist das Oneiroid durch eine besondere Bewusstseinsform gekennzeichnet, die weder Traum noch klares Wachbewusstsein ist. Die oneiroide Erlebnisform besitzt einen absoluten Wirklichkeitscharakter, wie dies im Traum oder Albtraum auch für die Träumenden gegeben ist, zugleich sind die auftauchenden Bilder und Visionen unkontrollierbar, wie es auch für einen Traum charakteristisch ist. Diese werden von den Betroffenen auch als »traumhaft« beschrieben Von einem üblichen Albtraum unterscheidet sich das Oneiroid in der Tatsache, dass die Betroffenen zumeist wissen, dass sie nicht träumen, sondern die traumartigen bedrohlichen Bilder in einem gewissen Wachzustand erleben. Da das Oneiroid in Folge lebensbedrohlicher Erkrankungen oder medizinischer Behandlungen auftritt, ist sein Erleben als posttraumatisch einzuordnen. Posttraumatisch ist somit das oneiroide Erleben selbst, wie das häufig vorkommende Auftreten der Oneiroide in Albträumen. Das nachfolgende Fallbeispiel mag dies illustrieren.

Fallbeispiel (aus Thünker und Pietrowsky 2013):
Der 53-jährige Patient befindet sich beim Erstkontakt in einer psychotraumatologischen Rehabilitationseinrichtung in stationärer Behandlung. Er berichtet, er habe vor drei Jahren einen Motorradunfall erlitten, durch den er multiple körperliche Verletzungen, unter anderem an der linken Schulter, davongetragen habe, welche einer Notoperation bedurften. Postoperativ kam es zu einer Reihe von Komplikationen, weshalb er auf der Intensivstation behandelt werden musste, dort habe er unter anderem künstlich beatmet werden müssen. Insgesamt habe er sich etwas länger als vier Wochen auf der Intensivstation befunden, in dieser Zeit habe er »den Tod vor Augen« gehabt. Viele Dinge habe er »nur halb« oder »traumhaft« erlebt, vieles sei sehr bedrohlich gewesen. Diese Bilder verfolgen ihn bis heute, vor allem in seinen Träumen. Er habe seitdem Albträume (ca. 20-mal pro Monat) und schlafe insgesamt sehr schlecht. Außerdem leide er unter starken Konzentrations- und Merkfähigkeitsstörungen sowie ausgeprägter innerer Unruhe.
Die Albträume würden in unterschiedlicher Form auftreten. Grundsätzlich ginge es aber immer um das gleiche Thema. Er selbst sei zu Beginn wie gefangen, habe oft das Gefühl, in einer Art Glaskugel zu sitzen. Der Ort, an dem er sich befinde, sei unwirklich und nicht klar zu beschreiben, er erlebe ihn als düster, kalt und bedrohlich. Zu seiner Linken sei eine fantastisch anmutende Welt mit hellem Sternenhimmel. Dort sähe er Wesen, die zum einen bedrohlich wirken, zum anderen aber eine große Faszination auf ihn ausüben. Er verspüre den Impuls, diesen Wesen zu folgen, um der Dunkelheit und dem Schmerz zu entkommen. Er wisse allerdings bereits im Traum, dass diese Wesen ihn in das Reich der Toten locken wollen und ihn dazu verführen wollen, sein Leben aufzugeben. Der Tod sei dabei für ihn spürbar. Meistens wache er von seinem Traum auf und fühle sich wie gerädert und verwirrt. Er habe dann Gedanken wie »Ich bleibe für immer in der Hölle, ich werde ewig sterben« und sei ambivalent bezüglich der Frage, ob es nicht leichter sei, »den hellen Wesen zu folgen«, sprich sich umzubringen (Interpretation des Patienten).

4.2 Luzide Albträume

Unter luziden Träumen oder Klarträumen werden Träume verstanden, die dadurch gekennzeichnet sind, dass der Träumende während des Träumens weiß, dass er gerade träumt (Traumbewusstsein; LaBerge 1987). Neben dieser Basaldefinition des Klarträumens werden zwei weitere Kriterien genannt, die die Definition des luziden Träumens weiter einengen. Dies sind zum einen die Möglichkeit, in einen gerade geträumten Traum einzugreifen und ihn zu verändern (Traumkontrolle) und zum anderen die Möglichkeit bewusst aus einem Traum aufwachen zu können, ihn somit bewusst beenden zu können (Traumbeendigung). Schlafphysiologisch sind luzide Träume den REM-Phasen zuzuordnen (Erlacher 2010).

Die Fähigkeit zum luziden Träumen scheint relativ weit verbreitet zu sein. Studien sprechen von einer Prävalenz von 26 % luziden Träumern in der Bevölkerung (Stepansky et al. 1998) bis hin zu 51 % (Schredl & Erlacher 2011). Es ist aber auch zu beachten, dass in den Untersuchungen unterschiedliche Definitionen des Klarträumens verwendet wurden und es daher nicht auszuschließen ist, dass andere, dem luziden Träumen ähnliche Phänomene, wie etwa hypnagoge und hynopompe Zustände erfasst wurden. Auch haben die meisten Menschen, die über die Fähigkeit zum luziden Träumen verfügen, nur selten luzide Träume. Bei diesen Personen machen diese Art der Träume insgesamt etwa nur zwischen 0,3 % und 0,7 % aller Träume aus (Barrett 1991; Zadra & Pihl 1992). Die Fähigkeit zu luziden Träumen kann mithilfe verschiedenster Methoden erlernt werden (Erlacher 2010), wobei die Angaben darüber, wie leicht das gelingen kann, stark divergieren.

So wie luzide Träume relativ selten spontan auftreten, ist es ebenfalls recht selten, dass Albträume und vor allem posttraumatische Albträume in dieser Form vorkommen. In einer Untersuchung von Stumbrys (2018) konnte gezeigt werden, dass etwa die Hälfte der 574 untersuchten (nicht-traumatisierten) Personen, die luzide Träume haben, auch von luziden Albträumen berichteten. Jedoch litt von diesen wiederum nur 1 % auch unter ihren luziden Albträumen. Auch wenn luzide Albträume somit seltener zu sein scheinen als andere, nicht-luzide Albträume, rufen sie dennoch dieselbe Albtraumbelastung hervor (Stumbrys 2018). Hingegen scheinen bei Patient:innen mit einer PTBS luzide Albträume häufiger vorzukommen als dies in der Population nicht-traumatisierter Personen der Fall ist (Harb et al. 2017). Gut die Hälfte einer Stichprobe von Patient:innen mit PTBS berichtete auch von luziden Albträumen (Miller et al. 2021). Studien ergaben, dass Patient:innen mit einer PTBS Klarträume mit einem hohen Traumbewusstsein, aber geringen Traumkontrolle hatten. Durch eine Psychotherapie (vor allem *Imagery Rehearsal* Therapie) konnte die Traumkontrolle der luziden Träume gesteigert werden (Harb et al. 2016; Miller et al. 2021).

4.3 Hypnagoge und hypnopompe Zustände

Unter hypnagogen und hypnopompen Zuständen versteht man einen besonderen Bewusstseinszustand, der zwischen Wachheit und Schlaf liegt und entweder beim Einschlafen (hypnagog) oder beim Erwachen (hypnopomp) auftritt. Häufig wird auch der Übergang vom Schlafen zum Wachen als hypnagog bezeichnet, was nicht ganz korrekt ist, da »hypnagog« eigentlich nur das Einschlafen meint. Charakteristisch für diese Zustände sind Wachträume, Halluzinationen bzw. Pseudohalluzinationen oder eine Schlafparalyse (siehe Kap. 4.4). Die Halluzinationen sind meist visueller Art und können einfache visuelle Effekte wie Lichtfunken oder geometrische Muster sein, sie können aber auch komplexere Bilder, etwa Gegenstände, Gesichter oder ganze menschliche Figuren, umfassen. Die einzelnen halluzinatorischen Bilder sind flüchtig und ändern sich rasch, im Allgemeinen aber ohne, dass eine Handlung dargestellt ist. Neben visuellen Halluzinationen können auch auditive Halluzinationen, z.B. Töne und Geräusche, auftreten. Seltener sind olfaktorische, gustatorische oder taktile Halluzinationen. In aller Regel handelt es sich nicht um echte Halluzinationen, sondern um Pseudohalluzinationen, weil die Betroffenen wissen, dass die Sinneseindrücke nicht wirklich von außen kommen, sondern selbst, wie eben in einem Traum, generiert werden. Die hypnagogen und hypnopomben Zustände können nur wenige Sekunden, aber auch bis zu mehreren Minuten anhalten. Sie treten nicht bei jedem Wach-Schlaf-Wechsel auf und ihre Auftretenshäufigkeit ist interindividuell sehr unterschiedlich ausgeprägt. Wenn sie sehr komplex sind und die Pseudohalluzination etwa die Anwesenheit von Personen im Raum betreffen, können sie schwer von Zuständen der Schlafparalyse (Kap. 4.4) unterschieden werden. Jedoch treten hypnagoge und hypnopombe Zustände in aller Regel auch unabhängig von einer Schlafparalyse auf.

Ähnlich wie die luziden Träume bilden die hypnagogen und hypnopomben Zustände einen Bewusstseinszustand ab, der weder eindeutig dem Wachzustand noch eindeutig dem Schlaf zuzuordnen ist. Wie im Traumschlaf treten Sinneseindrücke auf, die nicht auf externe Stimuli zurückgehen und zugleich erleben sich die betreffenden Personen als wach. Ursache dieses Phänomens sind vermutlich zeitlich unterschiedliche Desaktivierungen bzw. Aktivierung von Thalamus und Neocortex beim Einschlafen bzw. Erwachen (Magnin et al. 2010). Während beim Einschlafen die Aktivität des Thalamus und damit die Weiterleitung von bewussten externen Sinnesreizen zum Cortex früher in den Schlafzustand übergeht, ist die Großhirnrinde noch länger im Wachzustand, sodass ein Bewusstseinszustand des Wachens existiert, zugleich aber keine externen Sinneseindrücke bewusst mehr wahrgenommen werden und stattdessen endogen generierte Sinneseindrücke erfolgen. Da in den hypnagogen und hynopomben Zuständen endogene Bilder, Vorstellungen und Erinnerungen aktiviert werden, ist es möglich, dass beim Vorliegen traumatischer Erfahrungen auch diese, zumindest bruchstückhaft, erinnert und sinnlich aktiviert werden. Somit können albtraumhafte Bilder generiert werden, wenn auch bei diesen Zuständen meist keine kompletten Handlungsabläufe entstehen. Besonders bedrohlich bei traumatischen Vorerfahrungen kann für die Betroffenen das Sehen von Personen im Raum sein, wie dies auch bei der Schlafparalyse vorkommt.

4.4 Schlafparalyse

Bei der Schlafparalyse tritt eine Unfähigkeit auf, willkürliche Bewegungen während des Übergangs zwischen Schlafen und Wachsein auszuführen. Diese Lähmung kann sowohl beim Übergang zum Einschlafen (hypnagog) als auch beim Übergang vom Schlafen zum Aufwachen (hypnopomp) auftreten, ist aber häufiger beim Aufwachen. Diese Gelähmtheit ruft meist extreme Angst hervor. Die Ursache ist ein Überlappen der im REM-Schlaf auftretenden Lähmung der quergestreiften Muskulatur (REM-Atonie) in den Wachzustand hinein, die bis zu mehreren Minuten andauern kann. Die Verwechslung der Schlafparalyse mit Albträumen ist sehr wahrscheinlich und daher ihre differentialdiagnostische Abgrenzung besonders wichtig. Die Ähnlichkeit zwischen Albträumen und Schlafparalyse ist einerseits durch das Symptom der Lähmung gegeben. Diese kann auch häufig in Albträumen auftreten, in denen die Träumenden vor einem bedrohlichen Ereignis davonlaufen möchten und dies nicht können, oder in der traumatischen Situation wie in einem Totstellreflex bewegungsunfähig sind. Somit besteht die Möglichkeit, dass von einer Schlafparalyse Betroffene den paralysierten Zustand fälschlicherweise als Albtraum interpretieren. Weil andererseits viele von einer Schlafparalyse Betroffene auch von Halluzinationen oder Pseudohalluzinationen während der Schlafparalyse berichten, kann auch dieses Symptom dazu führen, dass die Schlafparalyse mit Albträumen verwechselt werden kann beziehungsweise die halluzinierten Bilder als Traum fehlgedeutet werden. Wie seit einigen Jahren zunehmend berichtet wird, erleben Menschen mit einer Schlafparalyse nicht nur die namensgebende motorische Lähmung, sondern auch sehr häufig halluzinatorische Ereignisse. Dabei handelt es sich um Halluzinationen visueller, auditorischer oder taktiler Art, die oft als bedrohlich erlebt und wahrgenommen werden und daher einem Albtraum ähneln können. Diese Halluzinationen erfolgen meist im Übergang zwischen Schlafen und Wachen. Typisch sind Halluzinationen der Art, dass die Betroffenen meinen, eine andere Person sei im Raum anwesend, obwohl sie weiß, dass das nicht sein kann. Daher handelt es sich auch nicht um echte Halluzinationen, sondern um Pseudohalluzinationen, weil die Betroffenen das Halluzinierte zwar so erleben, als wäre es vorhanden, sie zugleich aber wissen, dass es nicht wirklich existiert. Damit unterscheiden sich diese schlafparalytischen Halluzinationen auch von psychotischen Halluzinationen, auch wenn erstere für die Betroffenen sehr belastend sein können, weil sie diese glauben lassen, an einer Psychose zu leiden. Die Schlafparalyse ist ein typisches Symptom der Narkolepsie, sie kann aber auch unabhängig davon auftreten und kommt bei Jugendlichen relativ häufig vor. Wenn die Schlafparalyse zusammen mit Halluzinationen auftritt, weist sie sehr viel Ähnlichkeit mit hypnagogen und hypnopompen Zuständen auf (siehe Kap. 4.3). In diesen Zuständen können auch Halluzinationen auftreten, allerdings keine Lähmung.

In der ICSD-3 werden explizite Diagnosekriterien für die Schlafparalyse genannt. Diese gibt der folgende Kasten wieder.

Merkmale der Schlafparalyse nach ICSD-3

A. Wiederholte Unfähigkeit, den Rumpf und alle Gliedmaßen beim Einschlafen oder nach dem Erwachen aus dem Schlaf zu bewegen

B. Jede dieser Episoden dauert Sekunden bis einige Minuten.

C. Diese Episoden verursachen klinisch bedeutsame Belastung, die Angst im Bett oder Furcht vor dem Schlafen beinhaltet.

D. Die Störung kann nicht besser durch eine andere Schlafstörung (insbesondere Narkolepsie), eine andere psychische Störung, medizinische Faktoren, Medikamente oder Substanzmissbrauch erklärt werden.

Neben diesen notwendigen Diagnosekriterien können bei 25 bis 75 Prozent der Betroffenen Halluzinationen die Paralyse begleiten. Diese können auditorisch, visuell oder taktil sein und den Eindruck von der Anwesenheit einer anderen Person im Raum beinhalten.

4.5 REM-Schlaf-Verhaltensstörung

Bei der *REM-Schlaf-Verhaltensstörung* zeigen die Betroffenen oft auffällige motorische Unruhe und Aktivität während des REM-Schlafs (z. B. um sich schlagen oder die Bettpartnerin oder den Bettpartner würgen). Nach dem Wachwerden ist eine lebhafte Erinnerung an einen im Allgemeinen bedrohlichen Traum gegeben. Die Diagnose einer REM-Schlaf-Verhaltensstörung setzt voraus, dass die motorische Aktivität während des Träumens sehr ausgeprägt ist und sie das Albtraumerleben dominiert. Bei der REM-Schlaf-Verhaltensstörung agieren die Betroffenen ihre Träume aus, d. h. sie setzen sie in Bewegungen um. Die Ursache der Bewegungen während des REM-Schlafs ist, dass die REM-Atonie, also die Hemmung der Willkürmotorik während des REM-Schlafs aufgrund von neurodegenerativen Prozessen oder Medikamenten (z. B. Morphine) abgeschwächt ist oder gänzlich fehlt. Während bei der Schlafparalyse (Kap. 4.4) die REM-Atonie länger oder ausgeprägter ist, als sie sein sollte, ist sie bei der REM-Schlaf-Verhaltensstörung defizitär. Bei dieser seltenen, ca. 5 von 1000 Erwachsenen betreffenden Schlafstörung, die meist bei älteren Männern diagnostiziert wird, ist eine neurologische Abklärung notwendig, da sie auch ein Frühsymptom eines Morbus Parkinson sein kann. Die Nähe zu Albträumen besteht darin, dass die ausagierten Träume in aller Regel bedrohliche Träume und somit Angst- und Albträume sind, was durch die detaillierte Traumerinnerung und die defensiven oder aggressiven Bewegungen während des Schlafs belegt wird. Bei der REM-Schlaf-Verhaltensstörung liegen somit oft Albträume (auch posttraumatischer Art) vor, die zusätzlich von einer neurologischen Erkrankung überlagert sein können.

KAPITEL 5

Behandlung von posttraumatischen Albträumen

5.1 Allgemeine Grundzüge der Behandlung von Albträumen

Nach verhaltenstherapeutischer Auffassung sind Albträume zu behandeln, weil sie Ausdruck einer Störung sind und zu einer psychischen Belastung führen. Gemäß psychodynamischer oder humanistisch-psychologischer Auffassung sind sie hingegen ein wichtiger Hinweis für zugrundeliegende Konflikte bzw. nicht-assimilierte Introjekte und weisen den Weg zu ihnen, weshalb es in diesen Therapieverfahren vorrangig darum geht, die Botschaft hinter den Albträumen zu erkennen, anstelle sie zu beseitigen. Wenn, so die Annahmen, die den Albträumen zugrunde liegenden Konflikte oder Entfremdungen gefunden und gelöst sind, würden auch die Albträume verschwinden, weil sie nicht mehr Ausdruck dieser störenden Konflikte oder Introjekte sind.

Es lässt sich jedoch auch ein Sowohl-als-auch vertreten. Aufgrund der durch die posttraumatischen Albträume ausgelösten Belastung, des damit verbundenen Leidens und der erwähnten potenziell aufrechterhaltenden Wirkung auf eine PTBS ist es von vorrangigem Interesse, die Albträume zu beseitigen. Dabei geht es selbstverständlich nicht darum, das erlebte Trauma zu bagatellisieren oder gar in Frage zu stellen, sondern darum, sekundär zur Traumatisierung erlebte Belastungen zu mindern. Auf der anderen Seite ist es für die Betroffenen oft von großem Interesse Albträume zu verstehen, den Zusammenhang zwischen der eigenen Biografie und den Trauminhalten erkennen und interpretieren zu können. Auch bei posttraumatischen

Albträumen, die ja vermeintlich »nur« ein bereits bekanntes Trauma widerspiegeln, gibt es zahlreiche Ansätze für deren Interpretation und Verständnis. Das gilt vor allem, wenn diese nicht mehr rein replikativ sind, sondern in eine symbolische Form übergehen. Warum wählt der Traum gerade diese und nicht eine andere symbolische Repräsentation des Traumas? Was hat diese mit meinem Leben zu tun? Da es im vorliegenden Buch schwerpunktmäßig um die Behandlung der Albträume geht, sei für die klärungsorientierte (interpretatorische) Arbeit mit Träumen auf entsprechende Referenzen verwiesen (psychoanalytisch: Hau 2024, Roesler 2022; 2024; Wittmann 2024; gestalttherapeutisch: Holzinger 2013; verhaltenstherapeutisch: Pietrowsky 2021, Schredl 2024).

Aktuell gibt es einige psychologische Therapiemethoden, die erfolgreich zur Behandlung von idiopathischen und posttraumatischen Albträumen eingesetzt werden können. Das sind luzides Träumen, Exposition und Imagery Rehearsal Therapie (IRT). Aus der Psychoanalyse gibt es konkrete und erfolgversprechende Ansätze zum Umgang mit posttraumatischen Albträumen (z.B. Wittmann 2024), auf die hier nicht näher eingegangen werden kann.

Luzides Träumen

Luzides Träumen eignet sich in besonderer Weise für therapeutische Zwecke, vor allem zur Behandlung von Albträumen, da in luzide Träume eingegriffen werden kann und aversive Trauminhalte so direkt durch den Träumer verändert und zum Guten gewendet werden können (Holzinger 2013; Spoormaker & van den Bout 2006). Aufgrund der hilfreichen Wirkung des luziden Träumens für die Behandlung von Albträumen kann es angeraten sein, Patient:innen, die über diese Fähigkeit nicht verfügen, diese erlernen zu lassen. Hierbei ist es nicht entscheidend, dass der Therapeut selbst über die Kompetenz des Klarträumens verfügen muss, da es Bücher gibt, mit denen sich das luzide Träumen auch im Selbststudium für die Patient:innen erlernen lässt (z.B. Erlacher 2010; Tholey & Utecht 1987). Es sei aber darauf hingewiesen, dass das Erlernen des luziden Träumens möglicherweise nicht allen Personen leicht gelingen wird.

Die Nutzbarmachung des luziden Träumens als Behandlungsansatz lässt sich den »kognitiv-restrukturierenden Therapien« zurechnen (Spoormaker 2008). Tholey und Utecht (1987) beschreiben weitere Kriterien für das luzide Träumen, neben den von LaBerge (1987) genannten Kriterien (siehe Kap. 4.2); wobei die Kriterien eins bis vier als notwendige Kriterien gelten, vor allem wenn luzides Träumen therapeutisch genutzt werden soll, während die Kriterien fünf bis sieben nicht zwingend zutreffen müssen:

1. Klarheit über den Bewusstseinszustand, d. h., man weiß, dass man träumt.
2. Klarheit über die eigene Entscheidungsfreiheit, d. h., man entscheidet über Flucht oder Konfrontation etwa bei einer Begegnung mit einer Traumfigur.
3. Klarheit des Bewusstseins, im Gegensatz zum Verwirrtheits- oder Dämmerzustand.
4. Klarheit über das Wachleben, d. h., man weiß, wer man ist und was man sich für diesen Traum vorgenommen hat.
5. Klarheit der Wahrnehmung. Man sieht, hört, riecht, schmeckt und fühlt.
6. Klarheit über den Sinn des Traumes.
7. Klarheit der Erinnerung an den Traum.

Exposition

Grundgedanke der Anwendung von Expositionstherapie bei Albträumen ist die Annahme, dass Albträume, wie jedes andere Verhalten auch, Verstärkung und Löschung unterworfen sind. Bei der Exposition setzen sich die Patient:innen dem angstbesetzten Albtraum in ihrer Vorstellung so lange aus, bis dieser keine Angst mehr erzeugt (Halliday 1987). Erfolgreiche Konfrontationsbehandlungen bei Albträumen wurden etwa mit der Systematischen Desensibilisierung durchgeführt. Im Gegensatz zur Exposition bei Phobien folgt die Exposition gegenüber Albtrauminhalten in der Regel nicht einer hierarchischen Abfolge der angstinduzierenden Traumsequenzen, sondern deren zeitlicher Sequenz (Halliday 1987). Neben der Systematischen Desensibilisierung und der Selbstexposition können auch massierte in-sensu Expositionen im Sinne der Implosion für die Behandlung der Albträume eingesetzt werden (z.B. Burgess et al. 1998).

Imagery Rehearsal Therapie

Die Imagery Rehearsal Therapie (IRT) ist eine spezifische Therapiemethode zur Behandlung von Albträumen und die aktuell am besten evaluierte und meist empfohlene Methode zur Behandlung von idiopathischen und posttraumatischen Albträumen. Das Verfahren wurde in den neunziger Jahren des letzten Jahrhunderts von einer Arbeitsgruppe um Barry Krakow in Albuquerque (USA) entwickelt. Es besteht im Prinzip darin, dass ein Albtraum dahingehend verändert wird, dass aus ihm ein neuer Traumverlauf entwickelt wird, der noch so nahe wie möglich am ursprünglichen Albtraum ist, aber so weit wie nötig von diesem abweicht, sodass er nicht mehr die negativen Affekte des ursprünglichen Albtraums aufweist. Dieser neue Traumverlauf wird wiederholt und regelmäßig imaginiert. Durch diese Imagination wird die Gedächtnisrepräsentation des ursprünglichen Albtraums überschrieben (deshalb ist es wichtig, dass der neue Traumverlauf möglichst nahe am ursprünglichen Albtraum ist, um die Wahrscheinlichkeit von assoziativen Verknüpfungen zu erhöhen) und der Albtraum daher seltener abgerufen und geträumt. Zur Evidenz für die IRT siehe Kapitel 6.

5.2 Behandlung posttraumatischer Albträume

Für die Behandlung von posttraumatischen Albträumen können die im vorigen Kapitel erwähnten psychotherapeutischen Methoden (luzides Träumen, Exposition, IRT) eingesetzt werden. Ein therapeutisches Vorgehen für die Behandlung mit Hilfe der IRT wird ausführlich im nächsten Kapitel beschrieben. Wenn posttraumatische Albträume ohne eine Traumafolgestörung vorhanden sind, ist das Vorgehen relativ einfach, weil die Behandlung sich dann ganz auf die Albträume konzentrieren kann. Etwas komplizierter ist es, wenn posttraumatische

Albträume im Rahmen einer PTBS auftreten. Hier stellen sich zwei praktische Fragen:

1. In welcher Reihenfolge sollen PTBS und Albträume behandelt werden oder soll beides gleichzeitig angegangen werden?
2. Was ist, wenn Albträume bei einer ansonsten erfolgreichen PTBS-Behandlung persistieren?

Zur Reihenfolge der Behandlungen

Da die Behandlung der Albträume immer mit einem konfrontativen Moment einhergeht, ist es ratsam, diese nicht vor oder zu Beginn einer PTBS-Therapie einzusetzen, da die Gefahr von Flashbacks oder des Dissoziierens gegeben ist. Daher sollten die Patient:innen grundlegende Techniken zur selbständigen Kontrolle und Bewältigung von Flashbacks und Dissoziationen beherrschen, bevor die Bearbeitung der Albträume erfolgt. Es empfiehlt sich somit, die Behandlung der Albträume erst dann zu beginnen, wenn die traumafokussierte Behandlung der PTBS bereits begonnen hat. Insofern kann die Behandlung der PTBS und der Albträume gleichzeitig und im Rahmen einer Therapie erfolgen, sofern die Behandlung der PTBS schon etwas fortgeschritten ist und Stabilisierungstechniken von den Patient:innen kompetent eingesetzt werden können.

Zum Persistieren der Albträume nach PTBS-Behandlung

Es könnte angenommen werden, dass eine gesonderte Behandlung der Albträume nicht notwendig ist, wenn eine fundierte und umfassende Behandlung der PTBS stattfindet oder erfolgt ist. Jedoch hat sich gezeigt, dass trotz erfolgreicher traumafokussierter PTBS-Therapie die Albträume häufig persistieren; was weniger an einem mangelnden Therapieerfolg liegt als daran, dass die Albträume – wie wir gesehen haben – häufig kein PTBS-Symptom sind, sondern ein mit der Traumatisierung assoziiertes Störungsbild. Daher ist es eher die Regel als die Ausnahme, dass nach ansonsten erfolgreicher PTBS-Behandlung die Albträume persistieren und daher separat behandelt werden sollten.

Für die IRT gibt es die meiste Evidenz zur Behandlung der posttraumatischen Albträume (Aurora et al. 2010) und sie ist auch das von wissenschaftlichen Fachgesellschaften (z. B. American Academy of Sleep Medicine, Deutsche Gesellschaft für Schlafforschung und Schlafmedizin) empfohlene Therapieverfahren zur Behandlung posttraumatischer Albträume. Zudem gibt es auch ein gewichtiges theoretisches Argument dafür: Wie in Kapitel 3 dargelegt, verstärken replikative Albträume die PTBS und erhalten sie aufrecht, weil sie dem oder der Träumenden den Albtraum so erscheinen lassen, als wäre er das tatsächliche traumatische Ereignis. Auch und gerade unter diesem Aspekt ist die IRT eine theoretisch sinnvolle Therapieform, weil sie den Albtraum so verändert, dass der oder die Träumende die Erfahrung macht, dass dieser eben nicht das tatsächliche Trauma ist, sondern dass das Trauma in einer abgewandelten Form erlebt wird. Mit anderen Worten: in der IRT erfolgt das, was sonst in günstigen Fällen der Traumabewältigung spontan erfolgt, nämlich dass die posttraumatischen Albträume in einen neuen Kontext gestellt werden oder nur noch eine symbolische Darstellung des Traumas abbilden. Dies trägt zur Bewältigung des Traumas bei. Somit ist eine der aktiven Ingredienzien der IRT die veränderte Bewertung des Albtraums, genauso wie dessen veränderter Inhalt (Forbes et al. 2001).

Weitere theoretische Argumente für die IRT als Methode der Wahl zur Behandlung posttraumatischer Albträume stammen von Phelps und Forbes (2012), die argumentieren, dass die posttraumatischen Albträume eine adaptive Funktion haben, um die emotionale und kognitive Integration der traumatischen Erfahrung im Sinne Hartmanns (1998) zu begünstigen. Diese adaptive Funktion wird durch die IRT dadurch begünstigt, dass zum einen die Schlafkontinuität zunimmt, wenn die Belastung durch Träume abnimmt, etwa durch ein positives und erleichterndes Ende des modifizierten Traums. Des Weiteren kann durch die IRT der posttraumatische Albtraum in einen »normalen« Traum mit bizarren und unrealistischen Elementen verändert werden, was die Integration der traumatischen Erinnerung erleichtert. Und schließlich können durch die IRT Assoziationen zwischen dem posttraumatischen Trauminhalt und früheren, nicht traumatischen Erfahrungen genutzt werden, um durch diese die Inhalte des posttraumatischen Traums zu überschreiben. Durch die IRT kann somit die Geschichte des Albtraums vom traumatischen Ereignis hin zu einer Erinnerung einer früheren nicht-traumatischen Erfahrung umgeleitet werden unter Nutzung von Affektbrücken (Phelps & Forbes 2012). Ein Fallbeispiel für die Nutzung unrealistischer Elemente und die Verknüpfung mit nicht-traumatischen Erinnerungen findet sich in Kap. 5.3.3

> Die Veränderung des Albtrauminhalts durch IRT macht genau das, was auch die angenommene emotionsregulierende und psychotherapeutische Funktion des Träumens ist: sie bietet Lösungs- und Bewältigungsmöglichkeiten an für die traumatische Erfahrung bzw. die Antizipation des erneuten Durchlebens dieser.

5.3 Manualisiertes Vorgehen mit Hilfe der IRT

Die im Folgenden beschriebene manualisierte Therapie basiert im Kern auf der *Imagery Rehearsal Therapie*, in dessen Zentrum die wiederholte Imagination eines veränderten Traumhergangs steht. Sie ist ausführlich beschrieben in dem zugrundeliegende Therapiemanual von Thünker und Pietrowsky (2021). Das manualisierte Vorgehen, vorrangig für die Einzelpsychotherapie, sieht acht Therapiesitzungen von 50 Minuten Dauer vor, von denen nach Bedarf selbstverständlich abgewichen werden kann. Eine Adaptation an die individuellen Bedürfnisse der Patient:innen sollte im Einzelfall erfolgen. Den Ablauf und Inhalt der acht Therapiesitzungen gibt die Tabelle 4 wieder.

Im Rahmen der Behandlung stehen zu Beginn der Aufbau einer therapeutischen Beziehung, sofern dies nicht bereits im Rahmen der Behandlung anderer Problembereiche, vorrangig vermutlich einer Traumafolgestörung, erfolgt ist, sowie psychoedukative Elemente im Vordergrund. Zur Vorbereitung der Albtraumveränderung ist bei posttraumatischen Albträumen – im Gegensatz zu idiopathischen Albträumen – nur eine knappe und nicht emotional belastende Rekonstruktion der Albträume notwendig. Ebenfalls elementare Grundbausteine

Tab. 4 Überblick über die Therapiebausteine im zeitlichen Verlauf

Sitzung	Therapiebausteine
1. Sitzung	*Einführung in die Albtraumtherapie* ■ Vorstellung der Inhalte und Ziele der Albtraumtherapie ■ Psychoedukation (Posttraumatische Albträume: Entstehungsmodelle und Epidemiologie; Schlafhygiene) ■ Albtraumdokumentation ■ Anleitung zur Albtraumdokumentation
2. Sitzung	*Entspannung* ■ Einführung in ein Entspannungsverfahren (Progressive Muskelrelaxation oder Autogenes Training) ■ Durchführung einer Entspannungsübung ■ Anleitung zur selbstständigen Durchführung
3. Sitzung	*Imagination* ■ Einführung in die Imaginationstechniken ■ Durchführung einer ersten Fantasiereise ■ Besprechung der Übung und Herausarbeiten der vorherrschenden Sinnesmodalitäten ■ ggf. Durchführung weiterer Fantasiereisen ■ Durchführung einer Vertiefungsübung mit Veränderung der Szene ■ Anleitung zur selbstständigen Durchführung
4. bis 7. Sitzung	*Albtraummodifikation* ■ Rückgriff auf Albtraumdokumentation oder Neuschilderung des Albtraums ■ Herausarbeiten von negativ besetzten Elementen ■ Herausarbeiten von charakteristischen Elementen ■ Erarbeitung von alternativen Traumelementen und im Anschluss eines alternativen Traumhergangs ■ Erprobung des alternativen Traums im Rahmen einer Imaginationsübung, ggf. weitere Modifikation ■ Betrachtung der verwendeten Technik ■ ggf. Bearbeitung eines weiteren Albtraums ■ Anleitung zur selbstständigen Durchführung
8. Sitzung	*Therapieabschluss* ■ Bericht der Patientin oder des Patienten über die Erfahrungen mit der selbstständigen Albtraumveränderung ■ ggf. wiederholtes Üben einzelner Elemente mit Unterstützung der Therapeutin bzw. des Therapeuten ■ Klärung offener Fragen ■ Bilanzierung und Rückmeldung

sind das Erlernen einer Entspannungstechnik und Imaginationsübungen. Bei den Imaginationsübungen geht es, über den Aspekt der Entspannung hinaus, um eine Schulung der Vorstellungskraft sowie das Erkennen von vorherrschenden Sinnesmodalitäten während der Imagination. Nach diesen vorbereitenden Therapiemodulen erfolgt dann der Hauptteil der Therapie, die Albtraummodifikation. Ziel ist hierbei, dass die Patient:innen die Techniken selbstständig anwenden können. Nach einer ca. dreiwöchigen Pause wird im Rahmen einer Abschlusssitzung überprüft, ob die Anwendung der Therapietechniken erfolgreich war, und gegebenenfalls werden einzelne Elemente noch einmal besprochen und geübt. Für ein effektives Erlernen der Therapietechniken ist es notwendig, dass die Patient:innen schon während des Behandlungszeitraums im Rahmen von Hausaufgaben die einzelnen Therapiebausteine üben. Es wird empfohlen, die ersten sieben Sitzungen im wöchentlichen Abstand durchzuführen. Bei Patient:innen, die bereits ein Entspannungsverfahren beherrschen, kann die zweite Sitzung entfallen.

Das Behandlungsprogramm ist primär für ambulante Einzelsitzungen konzipiert. Grundsätzlich ist auch eine Anwendung im stationären oder teilstationären Setting möglich. Die Albtraumbewältigung kann als alleinige Therapie ebenso wie im Rahmen einer umfassenderen psychotherapeutischen Behandlung durchgeführt werden (Add-on-Prinzip), was bei der Behandlung posttraumatischer Albträume die Regel sein dürfte. Dabei ist es möglich, dass beide Behandlungen sowohl von den gleichen als auch von verschiedenen Therapeut:innen durchgeführt werden. Ein Austausch zwischen beiden Behandelnden ist in diesem Fall empfehlenswert. Anamnestisch dürfte bei der Behandlung posttraumatischer Albträume meistens schon die Diagnose von anderen psychischen Störungen erfolgt sein, da die Patient:innen meist wegen einer Traumafolgestörung eine Therapie aufsuchen. Ist dies noch nicht erfolgt, muss selbstverständlich vor Therapiebeginn eine Diagnosestellung erfolgen. Dies geschieht über die üblichen Maßnahmen (klinischen Gespräch, strukturiertes klinischen Interview, störungsspezifische Fragebogen).

Ganz zentral ist bei Patient:innen mit einer Traumafolgestörung die Frage, zu welchem Zeitpunkt innerhalb einer Therapie die Behandlung der (posttraumatischen) Albträume erfolgen soll. Aufgrund der Gefahr des Dissoziierens sollten die Patient:innen bereits über grundlegende traumatherapeutische Techniken zum Umgang mit Intrusionen und Dissoziationen verfügen, wie z. B. die Übung vom sicheren Ort (siehe folgenden Kasten). Daher ist es ratsam, die Behandlung von Albträumen nicht zu Beginn einer Therapie der Traumafolgestörung anzusetzen, sondern erst in deren Verlauf (siehe Kap. 5.2). Es kann sein, dass die posttraumatischen Albträume aufgrund der Traumatherapie verschwinden, was eine gesonderte Behandlung der Albträume überflüssig macht. Viel häufiger dürfte aber sein, dass die Albträume trotz einer laufenden Traumatherapie noch auftreten und einen zusätzlichen Belastungsfaktor und aufrechterhaltenden Faktor für die Traumafolgestörung darstellen, weshalb die Hinzunahme der Albtraumbehandlung in die Traumabehandlung notwendig und sinnvoll erscheint. Schließlich kann eine Albtraumbehandlung auch nach abgeschlossener Traumtherapie noch erfolgen, wenn sich gezeigt hat, dass trotz ansonsten erfolgreicher Behandlung der Traumafolgestörung immer noch Albträume auftreten. Dies ist nicht ungewöhnlich und auch nicht selten der Fall, weil Albträume die Tendenz haben, sich zu verselbständigen und dadurch zu persistieren, weil sich ein entsprechendes Albtraumgedächtnis und neuronales Albtraumnetzwerk etabliert hat (siehe Spoormaker 2008).

Übung vom sicheren Ort

Machen Sie es sich bequem und schließen Sie die Augen ... Sie fühlen Ihren Körper ganz bewusst ... Sie sind ruhig ... Ihre Hände und Arme sind angenehm schwer ... Ihre Füße und Beine sind schwer ... Ihr Nacken und Ihre Schultern sind entspannt ... Ihr ganzer Körper ist angenehm warm ... Ihre Atmung ist ruhig und gleichmäßig.

Ich möchte Sie einladen, die Übung des inneren, sicheren Ortes kennenzulernen. Dieser Ort kann auf der Erde sein, muss er aber nicht ... Er kann auch außerhalb der Erde sein, überall, in Ihrer Fantasie ...

Stellen Sie sich vor, Sie befinden sich an einem Ort, an dem Sie sich ganz wohl und geborgen fühlen können ... Stellen Sie sich ganz genau vor, wie es dort ist ... Was ist das für ein Ort? Wie sieht es dort aus?

Geben Sie Ihrem sicheren Ort eine Begrenzung Ihrer Wahl, sodass Sie bestimmen können, wer an diesem Ort, an Ihrem Ort, sein soll, sein darf ... Sie können natürlich Menschen, die Sie gern an diesem Ort haben wollen, einladen ... Sie müssen nicht unbedingt Menschen einladen, aber vielleicht liebevolle Begleiter oder Helfer, Wesen, die Ihnen Unterstützung und Liebe geben ... Oder vielleicht fühlen Sie sich auch am wohlsten, wenn Sie für den Moment allein sind ... Das ist ebenfalls in Ordnung, denn es ist Ihr persönlicher Ort, an dem alles so ist, wie Sie es am liebsten mögen ... Prüfen Sie, ob Sie sich mit allen Sinnen wohlfühlen.

Prüfen Sie zuerst, was Ihre Augen wahrnehmen ... Ist das, was Sie sehen, angenehm für Sie?... Wenn es noch etwas geben sollte, was Ihnen nicht gefällt, dann verändern Sie es.

Nun überprüfen Sie bitte, ob das, was Sie hören, für Ihre Ohren angenehm ist ... Vielleicht hören Sie aber im Moment auch gar nichts, und genießen die Stille ... Ist die Temperatur angenehm? Wenn nicht, so können Sie sie jetzt verändern.

Kann Ihr Körper sich so bewegen, dass Sie sich damit ganz wohlfühlen, und können Sie jede Haltung einnehmen, in der Sie sich wohlfühlen?

Wenn noch etwas fehlt, verändern Sie alles so, bis es ganz stimmig für Sie ist ... Sind die Gerüche, die Sie wahrnehmen, angenehm?... Auch sie können Sie verändern, bis Sie sich ganz wohl damit fühlen ... Stellen Sie sich Ihren inneren, sicheren Ort mit allen Sinnen vor!

Wenn Sie nun spüren können, dass Sie sich ganz und gar wohlfühlen an Ihren inneren, sicheren Ort, dann können Sie mit sich eine Körpergeste vereinbaren ... Und diese kleine Geste, diese kleine Bewegung, können Sie in Zukunft ausführen und sie wird Ihnen helfen, dass Sie diesen Ort ganz rasch wieder in der Vorstellung haben ... Wenn Sie das möchten, können Sie diese Bewegung jetzt ausführen.

Nachdem Sie sich Ihren inneren, sicheren Ort eine Weile vorgestellt haben, kommen Sie langsam wieder in die Realität zurück ... Sie strecken die Arme und recken sich, wie nach einem langen erholsamen Schlaf ... Die Wärme und die Ruhe bleiben in Ihnen ... Öffnen Sie langsam die Augen und finden Sie sich wieder im Raum zurecht.

Kontraindiziert ist die Therapie vor allem bei akutem psychotischem Erleben, akuter Suizidalität oder bei Substanzmissbrauch. Wenn die Albträume erst nach Einnahme von psychotropen Medikamenten wie beispielsweise trizyklischer Antidepressiva oder Benzodiazepinen aufgetreten sind, sollte vorrangig die Medikation, bzw. der Entzug derselbigen, als Ursache abgeklärt werden. Auch eine demenzielle Erkrankung erschwert die Behandlung deutlich oder macht sie unmöglich.

Abgewogen werden muss die Behandlung der Albtraumsymptomatik, wenn die Patientin oder der Patient durch komorbide Störungen akut sehr beeinträchtigt ist. Besteht aufgrund einer schweren depressiven Episode keinerlei Antrieb, beispielsweise um Hausaufgaben selbstständig durchzuführen, oder mangelt es an der Auffassungs- oder Konzentrationsfähigkeit, um der Therapiesitzung zu folgen, dürfte es schwierig sein, die Albtraumtherapie durchzuführen. Hier sollte eine Behandlung der depressiven Episode zunächst im Vordergrund stehen. Allerdings können auch schwer depressive Patient:innen von der Albtraumbehandlung profitieren, wenn sie ausreichend intensiv unterstützt werden (weniger Hausaufgaben, mehr gemeinsames Erarbeiten in den Sitzungen). In einer empirischen Untersuchung (Thünker & Pietrowsky 2012) besserte sich die depressive Symptomatik signifikant, obwohl keine zusätzlichen depressionsspezifischen Interventionen durchgeführt werden. Vermuten lässt sich, dass das verbesserte Selbstwirksamkeitserleben hier einen positiven Effekt hat.

5.3.1 Die erste Sitzung: Einführung in die Albtraumtherapie

Es wird davon ausgegangen, dass mit den Patient:innen, mit denen die Albtraumbehandlung stattfinden soll, bereits ein psychotherapeutischer Kontakt besteht, sodass keine gesonderten Aspekte des Beziehungsaufbaus zu berücksichtigen sind. Ebenso wird davon ausgegangen, dass bereits eine vollständige biographische Anamnese und Diagnose erfolgt ist. Ist das noch nicht geschehen, muss es selbstverständlich noch stattfinden. Zentral in der ersten Sitzung ist auf jeden Fall die Dokumentation des Albtraums oder der Albträume, also die möglichst vollständige Beschreibung des wiederkehrenden bzw. eines typischen Albtraums. Im Rahmen eines transparenten Vorgehens werden der Patientin bzw. dem Patienten dann zunächst das Therapieverfahren vorgestellt und Rückfragen geklärt. Es folgt ein psychoedukativer Teil, der sich zum einen mit Informationen zu Albträumen selbst, zum anderen mit Aspekten der Schlafhygiene beschäftigt. Zu Hause soll die Patientin bzw. der Patient während des kompletten Therapieverlaufs ihre oder seine Albträume dokumentieren, über mögliche Dokumentationstechniken wird sie oder er am Ende der ersten Sitzung informiert, ein Fragebogen mit Leitfragen werden ausgehändigt.

Im Sinne eines transparenten therapeutischen Vorgehens mit viel Eigenverantwortung auf Patient:innenseite ist es wichtig, zu Beginn der Therapie den Ablauf der Behandlung sowie die möglichen Ziele zu besprechen. Bei Patient:innen mit Traumfolgestörungen ist es wichtig darauf hinzuweisen, dass die Behandlung der Albträume nicht die Behandlung der Traumafolgestörung ersetzt, dass sie aber notwendig sein kann, um die belastenden Albträume spezifisch zu reduzieren. Bei posttraumatischen Albträumen dürfte es, im Gegensatz zu idiopathischen Albträumen, seltener vorkommen, dass Patient:innen erfahren möchten, warum sie genau diese Träume haben und welche Aussagekraft dies für ihr Leben hat (Wunsch nach Traumdeutung). Der Grund für die posttraumatischen Albträume ist in vielen Fällen (nicht in allen!) offensichtlich. Da sich posttraumatische Albträume oft ändern, kann dennoch ein Bedürfnis vorhanden sein, über die Art der Änderung Klärung zu bekommen (siehe Kap. 5.1). Zudem können traumatisierte Personen auch idiopathische Albträume haben, bei denen der Wunsch nach Deutung und Interpretation besteht. Hier ist es wichtig darauf zu verweisen, dass das Ziel der Albtraumbehandlung primär nicht die Deutung der Albträume ist, sondern deren Verschwinden; dass es durchaus aber oft sinnvoll sein, über die möglichen Ursachen idiopathischer Albträume zu reden, was dann im Anschluss an die Albtraumtherapie erfolgen kann.

Von großer Relevanz ist auch der Einwand traumatisierter Personen, dass die Albtraumtherapie im Sinne einer Veränderung des Albtraums ja sinnlos sei, weil das Trauma stattgefunden hat und nicht mehr zu ändern und rückgängig zu machen ist. Hierbei ist es wichtig, darauf zu verweisen, dass das Ziel der Albtraumtherapie auch nicht ist, das erlebte Trauma zu bagatellisieren oder gar als nicht geschehen darzustellen. Vielmehr ist ihr Ziel, die aufgrund der unstrittig erlebten traumatischen Situation entstandenen Albträume zu verändern, die immer wieder zu einer neuen Belastung führen, sodass diese wiederholten Reinszenierungen des Traumas nachlassen. Mit Verweis auf die mögliche Aufrechterhaltung einer Traumafolgestörung durch posttraumatische Albträume, sollte auch der Hinweis gemacht werden, dass die Veränderung des Albtraums möglicherweise eine natürliche Vorgehensweise darstellt, wie unsere Psyche und unser Gehirn traumatische Erfahrungen zu bewältigen versucht.

Die Erklärung der Therapeutin bzw. des Therapeuten könnte z. B. folgendermaßen aussehen:

> »Ich möchte Ihnen zunächst berichten, was auf Sie zukommt, wenn Sie sich entscheiden, die Albtraumtherapie zu machen. Im Durchschnitt umfasst die Therapie acht ambulante Einzelsitzungen von jeweils 50 Minuten Dauer, die im wöchentlichen Abstand stattfinden. Eine Ausnahme bildet die letzte Sitzung, die mit einem Abstand von zwei bis drei Wochen durchgeführt wird. In diesen acht Therapiesitzungen sollen Sie lernen, selbstständig mit Ihren Albträumen umgehen zu können. Das heißt auch, dass Sie bereits während der Therapie mitarbeiten müssen. Es wird Hausaufgaben geben, in denen Sie die einzelnen Therapiebausteine selbstständig erproben sollen.
> Sicherlich fragen Sie sich, wie man überhaupt dafür sorgen will, dass Albträume weniger werden oder sogar ganz weggehen. Ich will einmal versuchen, Ihnen das folgendermaßen zu erklären: Albträume von einem Trauma sind wie eine »True Crime«-Doku – und so werden Sie es ja auch oft erleben, von ihrem Trauma. In der Albtraumtherapie

werden wir gemeinsam das ›Drehbuch‹ zu dieser True Crime-Doku oder True Crime-Serie verändern, sodass am Ende ein Traum entsteht, mit dem Sie weiterschlafen können, der also keine Angst oder andere negative Gefühle hervorruft. Ein Traum, in dem ihr Trauma, obwohl es ja tatsächlich stattgefunden hat, nicht so schlimm verläuft und endet, wie das in Wirklichkeit war. Das heißt nicht, dass Ihr Trauma dadurch als weniger schlimm angesehen wird, aber wir wollen, dass Sie nicht auch noch nachts dieses Trauma immer wieder erleben.
Bevor wir uns an die Veränderung Ihrer Albträume machen, möchte ich Ihnen einige allgemeine Informationen über Träume und Albträume geben und mit Ihnen über Ihr Schlafverhalten sprechen. In der kommenden Woche wird es um Entspannung gehen. Die Möglichkeit, sich (zumindest bis zu einem gewissen Grad) zu entspannen, bildet die Grundlage für die darauffolgende Sitzung, in der wir uns mit Vorstellungsübungen beschäftigen werden. Die Schulung Ihrer Vorstellungskraft sowie das Herausfinden, mit welchen Sinnen Sie sich Dinge hauptsächlich vorstellen, ist Teil der Vorbereitung auf die anschließende Albtraumveränderung. Sowohl die Entspannungs- als auch die Vorstellungsübungen sollten Sie zu Hause selbstständig weiterüben. Die Albtraumveränderung ist der Kern der Therapie, sie umfasst ca. vier Sitzungen. Wie eingangs schon gesagt, werden wir gemeinsam Ihren Albtraum oder Ihre Albträume, falls sie verschiedene haben, verändern, mit dem Ziel, dass Sie diese Methode im Anschluss an die Therapie selbstständig anwenden können, falls es wieder einmal nötig sein sollte. Damit Sie lernen, die verwendeten Techniken wirklich selbstständig anzuwenden, machen wir vor der letzten Sitzung eine kleine Therapiepause von ca. zwei bis drei Wochen. So haben Sie die Möglichkeit, Probleme, die dabei auftreten, in der Abschlusssitzung zu besprechen und ich kann Ihnen Hilfestellungen geben, damit die selbstständige Albtraumveränderung zukünftig noch besser funktioniert.«

In der ersten Sitzung sollte auch Psychoedukation zu den Themen Wissensvermittlung rund um das Thema Albtraum sowie eine kurze Unterweisung bezüglich schlafhygienischer Aspekte erfolgen, sofern letzteres nicht bereits im Rahmen einer laufenden oder früheren Therapie erfolgt ist. Viele Patientinnen und Patienten haben fehlerhafte oder fehlende Vorstellungen bezüglich der Auftretenshäufigkeit und den Ausprägungen von Albträumen. Auch im persönlichen Umfeld sprechen viele Patient:innen nicht über ihre Albträume, weil diese an das Trauma erinnern und/oder dieses Sprechen als zu belastend eingeschätzt wird. Auch kann die Befürchtung bestehen, dass sie mit den Albträumen nicht ernst genommen werden, da das Trauma ja überstanden sei und jetzt alles gut werden würde.

Es wirkt in der Regel für die Betroffenen entlastend, wenn in der ersten Sitzung einige Basisdaten über Albträume und vor allem über posttraumatische Albträume vermittelt werden. Wichtig sind die Botschaften, dass Albträume eine ganz normale Reaktion auf ein Trauma sind, dass diese Albträume wie auch eine Traumafolgestörung von allein wieder verschwinden können. Dass die Albträume aber auch bestehen bleiben und sogar dann noch auftreten können, wenn die Traumafolgestörung erfolgreich behandelt wurde. Dass die posttraumatischen Albträume sich im Lauf der Zeit verändern können, was im Prinzip ein gutes Zeichen sei, weil dies die Bewältigung des Traumas in gewisser Weise widerspiegelt. Aus diesen Gründen sei es in vielen Fällen notwendig, zusätzlich zu einer spezifischen Therapie der Traumafolgestörung noch gesondert sich der Albträume zu widmen, um diesen weiteren Belastungsfaktor zu minimieren.

Die Schlafhygiene sollte in der ersten Therapiestunde angesprochen werden und spielt deshalb eine Rolle, weil ein Mangel an schlafhygienischen Vorkehrungen die Albtraumsymptomatik noch verstärken kann. Die Berücksichtigung von schlafhygienischen Grundsatzregeln (allein) führt in der Regel jedoch noch nicht zu einem Rückgang der Albträume. Dies sollte den Patient:innen kommuniziert werden, damit keine Enttäuschung darüber auftritt, dass durch das Einhalten der vorgestellten Regeln keine Besserung eingetreten ist. Eine Aufstellung der relevanten Punkte für eine gute Schlafhygiene stellt zum Beispiel die Deutsche Gesellschaft für Schlafforschung und Schlafmedizin (DGSM 2021; siehe auch Kasten »Regeln zur Schlafhygiene«) zur Verfügung. Verwiesen wird auch auf das Buch von Spiegelhalder et al. (2011). Lassen Sie sich von Ihrer Patientin bzw. Ihrem Patienten zunächst deren übliches Schlafverhalten schildern, erörtern Sie die relevanten Aspekte der Schlafhygiene und überlegen Sie gemeinsam, ob es Möglichkeiten gibt, das Schlafverhalten zu modifizieren. Die »Regeln zur Schlafhygiene« (vgl. Kasten) sollte der Patientin bzw. dem Patienten am Ende der Stunde mit nach Hause gegeben werden.

Regeln zur Schlafhygiene (aus DGSM: Patientenratgeber Ein- und Durchschlafstörungen, 2021)

- Stehen Sie jeden Tag um dieselbe Zeit auf.
- Gehen Sie nur schlafen, wenn Sie wirklich müde und schläfrig sind.
- Treiben Sie regelmäßig Sport oder sorgen Sie für ausgewogene Bewegung.
- Nehmen Sie im Bedarfsfall in den 11 Stunden vor dem Zubettgehen keine koffeinhaltigen Getränke oder Medikamente zu sich.
- Rauchen Sie nicht kurz vor dem Schlafen.
- Vermeiden Sie Tagschlaf und vor allem abendliches Einnicken, insbesondere vor dem Fernseher.
- Reduzieren Sie ihren Alkoholkonsum, vermeiden Sie Alkohol als Schlafmittel zu benutzen.
- Meiden Sie eine langfristige tägliche Einnahme von Schlaftabletten oder gehen Sie vorsichtig und sparsam mit ihnen um. Meistens verschreiben Ärzt:innen Schlafmittel für maximal vier Wochen. Nehmen Sie nie Schlafmittel zusammen mit Alkohol ein.
- Vermeiden Sie ungewohnt schwere Mahlzeiten vor dem Zubettgehen.
- Schließen Sie vor dem Zubettgehen den Tag gedanklich ab und lassen die großen und kleinen Sorgen vor der Schlafzimmertür. Schreiben Sie belastende Dinge auf eine To-do-Liste oder führen Sie beispielsweise ein Tagebuch.

Der zentralste Punkt der ersten Therapiesitzung ist die *Albtraumdokumentation*. Hier soll die Patientin oder der Patient die Gelegenheit bekommen, über ihren Albtraum zu berichten. Auch wenn die Albtrauminhalte erst ab der vierten Sitzung in den Fokus der Therapie rücken, ist es zum einen für viele Betroffene wichtig, dass es bereits zu Beginn um »ihre Albträume« geht. Bei sehr ängstlichen Patient:innen insbesondere mit posttraumatischen Albträumen kann es angeraten sein, diesen Teil auf eine der kommenden Sitzungen zu verschieben, damit erst eine vertrauensvolle therapeutische Basis geschaffen werden kann, falls dies noch nicht gegeben ist.

Bei der Albtraumdokumentation schildert die Patientin bzw. der Patient den Albtraum. Dies wird bei Patient:innen mit einer Traumfolgestörung in der Regel ein posttraumatischer Albtraum sein. Es kann aber auch ein Albtraum sein, der unabhängig von dem Trauma ist oder es können unterschiedliche posttraumatische Albträume auftreten oder aufgetreten sein. Mit welchem Traum begonnen wird, wenn unterschiedliche Albträume vorliegen, ist letztlich irrelevant. Bei mehreren posttraumatischen Albträumen empfiehlt es sich jedoch, mit demjenigen zu beginnen, der am wenigsten bedrohlich ist. Die Aufgabe der Therapeutin bzw. des Therapeuten ist es, zusammen mit der Patientin oder dem Patienten den geschilderten Albtraum möglichst genau zu erfassen. Es wird also immer wieder nachgefragt, wenn etwas in der Schilderung unklar geblieben ist. Die erlebten Sinneseindrücke und Gefühle während des Traums werden ebenso erfragt wie was die Patientin oder der Patient im Traum gedacht hat. Für die Therapeutin bzw. den Therapeuten ist es wichtig, den berichteten Albtraum möglichst genau mitzuprotokollieren, da er gegebenenfalls die Grundlage für die spätere Albtraummodifikation (ab der vierten Sitzung) sein wird. Posttraumatische Albträume sind in der Regel auch lange nach dem Erleben noch sehr präsent und müssen deshalb meist nicht detailliert dokumentiert werden. Hier reichen oft eher knappe und oberflächliche Angaben, um sich ein Bild von dem Traum zu machen und zugleich die emotionale Belastung für die Betroffenen zu minimieren. Da die emotionale Relevanz eines posttraumatischen Albtraums sehr hoch ist, ist das Sprechen über den Albtraum auch besonders belastend. Daher kann darauf verzichtet werden, die Erzählung des Albtraums sehr detailliert und tiefgehend zu gestalten. Beispielsweise kann das Opfer des Traumas statt in der ersten Person in der dritten Person den Traum berichten, der Traumbericht kann in der Vergangenheitsform erfolgen oder wörtliche Reden können vermieden werden. Wenn aufgrund zu starker emotionaler Belastung die Albtraumdokumentation in der ersten Therapiesitzung nicht möglich erscheint, kann diese auch auf die vierte Sitzung, also nach den Entspannungs- und Imaginationsübungen, verschoben werden.

Die Patientin bzw. der Patient sollte am Ende der ersten Therapiesitzung dazu aufgefordert werden, die im Laufe der Therapie auftretenden Albträume aufzuzeichnen. Als Grundlage für die spätere Modifikation eines Albtraums im Rahmen der Therapie ist eine detailgetreue Kenntnis der Träume entscheidend. Dazu zählt nicht nur der reine Traumhergang, sondern auch die Wahrnehmung über verschiedene Sinnesmodalitäten, Emotionen und Kognitionen. Das Aufzeichnen der Albträume stellt also die Basis für den letzten und entscheidenden Schritt in der Therapie dar. Nur wenn es sich um sehr viele verschiedenartige oder sehr belastende Albträume handelt, kann erwogen werden, entweder nicht alle Albträume aufzuschreiben oder ganz darauf zu verzichten.

Aufgrund der Tatsache, dass die Fähigkeit, sich an Trauminhalte zu erinnern, mit zunehmendem Zeitabstand zum Traum immer mehr abnimmt, ist es notwendig, den Albtraum möglichst unmittelbar nach dem Erwachen aufzuschreiben. Jede zeitliche Verzögerung führt dazu, dass Einzelheiten vergessen werden, und es besteht die Gefahr, dass Erinnerungslücken unbewusst gefüllt werden. Diese Füllungen entsprechen dann aber nicht dem tatsächlichen Traumgeschehen. Es ist ferner auch möglich, dass den Patient:innen in zeitlichem Abstand zum Traum manche Dinge unangenehm oder schamvoll besetzt erscheinen und sie durch bewusste oder unbewusste Zensur bei einer zeitlich verzögerten Aufzeichnung weglassen. Im ungünstigsten Fall wird bei einem retrospektiven Bericht gar nicht mehr deutlich, welche Aspekte den starken negativen Affekt des Albtraums ausmachen. Diese müssen nicht unbedingt den objektiven Ereignissen des erlebten Traumas entsprechen. Darum sollten Ihre Patient:inenn, den jeweiligen Albtraum möglichst direkt nach dem Erwachen aufzeichnen.

Häufig ist ein positiver Nebeneffekt des Aufzeichnens von Albträumen, dass bereits dieses »sich mit dem Albtraum Auseinandersetzen« zu einer Besserung der Träume führt (Krakow & Neidhardt 1995). Das

Aufzeichnen hat einen doppelten Nutzen. Zum einen ist es eine bewusste Konfrontation mit dem aversiven Trauminhalt und wirkt daher wie eine Angstexposition und zum anderen führt es zu einer Externalisierung des Traumgeschehens und ermöglicht den Patient:innen, den Albtraum von außen zu betrachten. Dies wiederum ermöglicht es, einen gewissen Abstand zum Traumgeschehen zu entwickeln und ein Stück Objektivität gegenüber dem Traum zu erlangen.

Die Aufzeichnung eines Albtraumes kann sowohl handschriftlich, digital oder auch als Sprachaufnahme erfolgen. Dies kann entsprechend der Leitfragen, die in dem nachfolgenden Kasten genannt sind und den Patient:innen ausgehändigt werden sollen, geschehen. In jedem Fall sollten die Leitfragen in der Therapiesitzung erläutert werden und in jeder Therapiesitzung die anhand der Leitfragen aufgezeichneten Träume besprochen werden. Neben Fragen nach den verschiedenen Sinneseindrücken wird auch nach der Perspektive und der Art des Albtraumes (Selbst ins Traumgeschehen involviert? Realer, fiktiver oder bizarrer Traum?), dem eigenen Verhalten im Traum, Gedanken und Emotionen sowohl während als auch nach dem Traum gefragt. So werden auch Details dokumentiert, die nicht spontan berichtet würden, aber für die spätere Modifikation relevant sein können. Die Albtraumdokumentation soll über den kompletten Therapiezeitraum hinweg erfolgen.

Wichtige Fragen für die Dokumentation von Albträumen:

- Hatten Sie heute Nacht einen oder mehrere Albträume? (Falls mehrere Albträume, bitte für jeden Albtraum getrennt beantworten)
- Haben Sie das Traumgeschehen von außen beobachtet oder waren Sie selbst involviert?
- Haben Sie die geträumte Situation schon einmal erlebt oder war es eine fiktive, bizarre und unrealistische Situation?
- Was haben Sie beobachtet bzw. wie haben Sie sich verhalten?
- Was haben Sie gesehen?
- Was haben Sie gehört?
- Was haben Sie gerochen/geschmeckt?

- Haben Sie etwas gespürt (z. B. auf der Haut o. Ä.)?
- Was haben Sie gedacht?
- Welche Emotionen hatten Sie während des Traums?
- Welche Emotionen hatten Sie nach dem Aufwachen?

5.3.2 Die zweite Sitzung: Entspannungsverfahren

Ziel dieser Sitzung ist die Vermittlung einer Kurzversion wahlweise der Progressiven Muskelrelaxation (PMR) nach Jacobson (1990) oder des Autogenen Trainings (AT) nach Schultz (1991). Wenn Patient:innen bereits ein Entspannungsverfahren können, kann diese Therapiesitzung übersprungen werden. Das Beherrschen eines Entspannungsverfahrens im Rahmen der Albtraumbehandlung hat zwei Funktionen: Zum einen sollen die Patient:innen generell entspannter und ruhiger werden, was zu einem Rückgang der psychischen Belastung und des erlebten Stresses führt. Zum anderen sind die nachfolgenden Therapiebausteine (Imagination, Modifikation des Albtraums) an die Fähigkeit zur körperlichen Entspannung und zur geistigen Gelassenheit geknüpft. Beides wird durch die regelmäßige Anwendung eines Entspannungstrainings gefördert. Welches der beiden Verfahren gewählt wird, kann nach den Vorlieben der jeweiligen Patientin bzw. des jeweiligen Patienten entschieden werden. Gibt es noch keinerlei Vorerfahrungen mit Entspannungsverfahren, ist die PMR häufig leichter zu erlernen und umzusetzen.

In der Regel werden das Grundprinzip der Entspannung und das Verfahren selbst in der zweiten Therapiesitzung vorgestellt. Danach wird das Entspannungstraining mit den Patient:innen durchgeführt und anschließend besprochen. Bis zur nachfolgenden Therapiesitzung sollen diese das erlernte Entspannungsverfahren dann weiter üben. Auf eine umfassende Erläuterung der parasympathischen Entspannungsreaktion kann aus Zeitgründen verzichtet werden. Wichtig ist jedoch, dass der Patientin bzw. dem Patienten vor der Durchführung der Übung erklärt wird, dass eine Entspannungsübung sowohl auf der körperlichen als auch auf der geistigen Ebene zu einer Entspannung führt. Durch eine Minderung der muskulären Anspannung und der kardiovaskulären Aktivierung können körperliche Veränderungen wie ein

Gefühl der Schwere, Taubheit oder Kribbeln auftreten. Eine langsame Rücknahme mit ausgiebigem Strecken und kurzem Anspannen der Muskulatur ist wichtig, um Schwindel vorzubeugen.

Im Anschluss an die Übung wird besprochen, wie die Patientin bzw. der Patient die Übung erlebt hat. In der Regel führt erst ein regelmäßiges, nach Möglichkeit tägliches, Üben dazu, eine Tiefenentspannung erreichen zu können. Das sollte erklärt werden, insbesondere dann, wenn es der Patientin bzw. dem Patienten nicht beim ersten Mal gelungen ist, sich auf die Übung einlassen und sich entspannen zu können.

Entspannungsübungen stellen für traumatisierte Patientinnen und Patienten häufig eine besondere Herausforderung dar. Sowohl das Gefühl, sich mit geschlossenen Augen jemandem »auszuliefern« oder auch nur einen Teil der Kontrolle über die Situation abzugeben, als auch die Angst, dass das zur Ruhe kommen Raum für negative Gedanken und Intrusionen schafft, sind angstbesetzt. Außerdem haben viele traumatisierte Menschen das Gefühl, gar nicht richtig entspannen zu können und somit eine niedrige Erfolgserwartung.

Um überhöhten Erwartungen zu begegnen, sollte im Rahmen der Einführung darauf eingegangen werden, dass es sich bei dem Entspannungstraining im Rahmen der Albtraumtherapie zwar um einen Therapiebaustein handelt, der als Basis der Imagination elementarer Bestandteil der geplanten Behandlung ist und deshalb nicht einfach weggelassen werden kann. Andererseits das Ziel aber auch nicht ist, eine perfekte Tiefenentspannung zu erreichen, sondern dass ein gewisses Einlassen auf die Übungen in der Regel einen ausreichenden Effekt verspricht.

Um den Gefühlen von Hilflosigkeit und Kontrollverlust vorzubeugen, ist es häufig ebenso effektiv wie ausreichend, wenn die Patient:innen die Augen während der Übungen zunächst oder auch dauerhaft geöffnet lassen und stattdessen einen Punkt im Raum fixieren. Auch das kann manchmal etwas unangenehm sein, weil das gesehene Bild unscharf wird. Hier hilft es, einmal kurz zu blinzeln. Es sollte erklärt werden, dass das Umherschauen im Raum während der Entspannungsübungen aufgrund der Ablenkung durch verschiedene visuelle Reize ungünstig ist. Da traumatisierte Patient:innen in der Regel eine sitzende Körperhaltung wählen, sollte besonders darauf geachtet werden, dass sie bequem sitzen und sich (im Therapieraum wie beim Üben zuhause) sicher fühlen.

Reichen die beschriebenen Maßnahmen nicht aus, um Unsicherheiten und ggf. auch dissoziativem Erleben vorzubeugen, gibt es verschiedene Möglichkeiten, den Bezug zur Realität zu verstärken und somit einen »Anker« zu schaffen. Das könnte beispielsweise ein Gegenstand sein, der in der Hand gehalten wird (z. B. Talisman, aber auch Stein oder Igelball) oder das regelmäßige Einholen verbaler Rückmeldungen. Kennen die Patient:innen aus vorherigen Therapien bewegungsbezogene Entspannungsverfahren (Yoga, Pilates, QiGong, etc.) oder können sie sich auf diese besser einlassen und die Therapeutin bzw. der Therapeut hat entsprechende Kenntnisse, können diese natürlich alternativ zur PMR oder dem AT verwendet werden.

Bevor mit der Entspannungsübung selbst begonnen wird, sollte der Patientin bzw. dem Patienten erklärt und demonstriert werden, wie bei der PMR die einzelnen Muskelgruppen anzuspannen sind, damit es während der Übung selbst nicht zu Irritationen kommt. Auch sollte besprochen werden, welche Körperhaltung eingenommen wird und ob sie/er sich bereits bei der ersten Durchführung zutraut, die Augen zu schließen. Auf die detaillierte Instruktion zur PMR und zum AT wird hier verzichtet. Diese findet sich in dem Manual von Thünker und Pietrowsky (2021), wie auch in zahlreichen anderen einschlägigen Publikationen oder im Internet. Aufgrund langjähriger Erfahrung mit der Vermittlung von Entspannungstechniken sollte aber unbedingt darauf geachtet werden, dass diese therapeutisch vermittelt und angeleitet werden und den Patient:innen nicht einfach gesagt wird, sie sollten Entspannungsübungen machen, die sie im Netz oder auf entsprechenden CDs finden. In vielen Fällen führt dieses selbstangeleitete Erlernen zu fehlerhaften Übungen, Frustration oder Unzufriedenheit mit der jeweiligen Entspannungstechnik.

Bis zur nächsten Therapiestunde sollte die Patientin bzw. der Patient das erlernte Entspannungsverfahren zu Hause täglich durchführen. Am Ende der Therapiesitzung sollten auch die Rahmenbedingungen erläutert werden, unter denen die Übung zuhause durchführt werden soll. Hierfür finden sich spezifische Hinweise in dem Manual von Thünker und Pietrowsky (2021). Es bietet sich an, zunächst einige grundsätzliche Verhaltensregeln bei der Durchführung von Entspannungsübungen zu benennen und sich anschließend von der Patientin bzw. vom Patienten ihre/seine Vorstellungen schildern zu lassen, wann und wo sie/er die Übungen durchführen will. Sollten sich die geplanten Umstände als ungünstig erweisen, besteht so die Möglichkeit, bereits zu diesem frühen Zeitpunkt zu intervenieren und Misserfolgen vorzubeugen.

5.3.3 Die dritte Sitzung: Imaginationsübungen

Die bildliche Vorstellung (Imagination) bildet die Grundlage für das weitere Vorgehen in der Albtraumbehandlung. Darum sind die Imaginationsübungen essenzieller Bestandteil der Albtraumtherapie. Eine Einführung in die Imagination findet in der Regel in der dritten Therapiesitzung statt. Ziel dieser Sitzung ist es, herauszuarbeiten, mit welchen Sinnen die Vorstellung am besten funktioniert, damit diese Sinneskanäle in der nachfolgenden Albtraumveränderung gezielt angesprochen werden können. Außerdem soll die Imaginationsfähigkeit insgesamt gesteigert werden. In der Regel fühlen sich Patient:innen ihren Albträumen hilflos ausgeliefert. Sie sollen im Rahmen der Albtraumbehandlung erlernen, dass es durchaus die Möglichkeit zur internen Kontrolle von vorgestellten Bildern gibt. Ziel der Imaginationsübungen ist es, dass die Patient:innen mithilfe ihrer Vorstellungskraft gezielt Szenen hervorzurufen und zu verändern lernen. Eine Verbesserung der Imaginationsfähigkeit profitiert davon, wenn sie außerhalb der Therapiesitzungen regelmäßig selbstständig geübt wird. Die Therapeutin bzw. der Therapeut führt im Verlauf dieser Stunde lediglich in die Technik ein und leitet an, weitere Übungseinheiten durchzuführen.

An Fantasievorstellungen können alle Sinnesmodalitäten beteiligt sein, auch Emotionen spielen häufig eine Rolle. Bei vielen Menschen dominieren eine oder zwei Sinnesmodalitäten, häufig ist eine davon der Gesichtssinn (visuelle Modalität). Auch wenn bei den meisten Personen in Albträumen visuelle Eindrücke dominieren, ist es für die Behandlung nicht von Bedeutung, ob eine Patientin oder ein Patient sich die Szenen visuell vorstellen kann. Es ist auch ansonsten unerheblich, wie viele Sinne an der vorgestellten Szene beteiligt sind und um welche Sinne es sich dabei handelt. Es ist wichtig, dies auch den Patient:innen gegenüber immer wieder zu betonen, um falschem Ehrgeiz und Frustrationen während der Imaginationsübungen vorzubeugen. Entscheidend ist lediglich, herauszufinden, mit welchen Sinnen die jeweilige Patientin bzw. der jeweilige Patient während der Imaginationsübungen wahrnimmt, denn diese Sinnesmodalitäten sollten dann später bei der Albtraummodifikation bevorzugt angesprochen werden. Insbesondere diejenigen Sinneskanäle, die in den berichteten Albträumen vorherrschend sind, sollten auch während der Imaginationsübungen gezielt genutzt und falls notwendig trainiert werden.

Als erste Imaginationsübung soll zunächst eine Fantasiereise durchgeführt werden. Anhand dieser wird anschließend mit der Patientin bzw. dem Patienten erarbeitet, welche Sinnesmodalitäten vorherrschend sind. Im weiteren Verlauf der Sitzung wird dann noch eine weitere, vertiefende Übung durchgeführt. Treten Schwierigkeiten bei den einzelnen Übungen auf, sollten diese wiederholt und ggf. durch weitere Übungen ergänzt werden. Ein Übergang zum nächsten Therapiebaustein ist erst dann sinnvoll, wenn die Patientin bzw. der Patient im Imaginieren der suggerierten positiven Szenen sicher ist.

Bei den Imaginationsübungen können verschiedene Probleme auftreten, sowohl in der Therapiesitzung als auch bei den späteren Hausaufgaben:

- *Ablenkung:* Die Patient:innen müssen sich auch während der Hausaufgaben einen ruhigen Ort suchen. Dennoch ist man nicht völlig sicher vor Störungen. Darum sollte in der Sitzung besprochen werden, wie man mit kalkulierbaren Störungen (z.B. Mobiltelefone, Familienmitglieder etc.) umgehen kann (analog zu den Entspannungsübungen). Außerdem sollte erklärt werden, dass es vorkommen kann, dass die Gedanken während der Übung gelegentlich abschweifen können. Wichtig ist dann lediglich, dass die Patient:innen sich bemühen, in einem solchen Fall wieder zur Übung zurückzukehren.
- *Negative Bilder:* Vor allem bei posttraumatischen Albträumen mischen sich häufig negative Erinnerungen (Flashbacks) in die suggerierten positiven Bilder. Wichtig ist hier, dass die Patient:innen ange-

leitet werden, dass sie auch hier die Kontrolle behalten können, indem sie sich von den negativen Bildern lösen und zur Übung zurückkehren oder – wenn dies nicht gelingt – die Übung jederzeit unterbrechen können. Darum empfiehlt es sich auch zum einen für die Imaginationsübungen insgesamt mehr Zeit einzuplanen, zum anderen auch als erstes eine zusätzliche Übung, nämlich die »Übung vom sicheren Ort« (siehe oben) einzuführen. Sind andere stabilisierende Imaginationsübungen (wie z. B. die »Tresor-Übung«) bereits bekannt, können diese natürlich ebenfalls eingesetzt und auf ihnen aufgebaut werden.

- *Grundsätzliche Schwierigkeiten bei der Imagination:* Meistens ist es einfacher, keine fiktive Geschichte für die Imaginationsübungen zu verwenden, sondern zunächst auf eine positive Erinnerung (z. B. an den letzten Urlaub) zurückzugreifen, die dann mit der Zeit modifiziert wird. Alternativ dazu kann auch auf weniger komplexe Imaginationsübungen zurückgegriffen werden.
- *Kaum Imagination möglich:* Manche Patient:innen können sich die suggerierten Szenen zwar grundsätzlich vorstellen, die Vorstellung selbst ist aber sehr schwach und wenig lebendig. In einer solchen Situation können die Bilder »verbalisiert« werden, das heißt, die Patientin bzw. der Patient beschreibt sich selbst die Szene im Detail. Diese Technik erfüllt ebenfalls ihren Zweck, da auch hier die Fantasie angeregt wird. Manchmal hilft es in einem solchen Fall auch, mit weniger komplexen Szenen zu arbeiten.
- *Ungewöhnliche Körperwahrnehmungen:* Zum Beispiel Wärme- oder Schweregefühle, Kribbeln in den Händen oder das Gefühl zu schweben, können Patient:innen beunruhigen. Sie sind auf die physiologischen Reaktionen auf die Entspannung während der Übungen zurückzuführen. Hier ist es wichtig, darauf hinzuweisen, dass diese Körperempfindungen harmlos sind und sogar ein Anzeichen für eine gute Entspannungsfähigkeit sein können.

Bei Patient:innen, die während der Übungen dissoziieren, sollte vereinbart und geübt werden, wie dies frühzeitig unterbrochen werden kann. Viele Patient:innen können, und das sollte ausdrücklich »erlaubt« sein, die jeweilige Übung unterbrechen, bevor das Vollbild eines dissoziativen Zustands bzw. Flashbacks auftritt. Weist die Therapeutin bzw. der Therapeut nicht explizit vor der ersten Imaginationsübung darauf hin, dass das Unterbrechen der Übungen zur Verhinderung von Flashbacks ein adäquates Mittel ist, trauen sich viele Patient:innen möglicherweise nicht, die Übung zu verlassen, mit der Folge, dass sie dissoziieren. Traut die Patientin bzw. der Patient sich eine verbale Äußerung nicht zu, kann auch ein anderes Signal, z. B. das Öffnen der Augen oder eine Handbewegung, vereinbart werden. Oft gelingt es, die Übungen bis zum Ende durchführen zu können, nachdem sie in der Anfangsphase einige Male gestoppt wurde (Selbstwirksamkeit). Manchmal gelingt auch ein angeleitetes Zurückkehren zum Inhalt der Übung und damit zu den positiven Bildern (z. B. »Sie drehen das negative Bild aus Ihrer Erinnerung an einem Regler immer schwächer/unschärfer und stellen die Szene aus der Fantasiereise wieder scharf« oder »Sie schieben das negative Bild energisch zur Seite, sodass Sie sich wieder auf die Situation [...] konzentrieren können«). Zusätzlich könnten haptische Reize eingesetzt werden (z. B. eine Fernbedienung). Dieses Vorgehen erfordert in der Regel mehr Übung und würde bei einem durch die Therapeutin bzw. den Therapeuten angeleiteten Üben voraussetzen, dass sie/er weiß, wann sich negative Bilder einschieben. Diese Form des Umgangs mit negativen Erinnerungen sollte mit den jeweiligen Patient:innen aber auf jeden Fall vorab besprochen werden. Es ist empfehlenswert, dass es schon Vorerfahrungen mit solchen und ähnlichen Techniken gibt, auf die zurückgegriffen werden kann (siehe Kap. 5.2).

In seltenen Fällen kann es passieren, dass Flashbacks bereits in dem Moment eintreten, wo die Patientin oder der Patient sich passiv auf die Imaginationsübung einlässt und somit zumindest im subjektiven Erleben ein Stück der Kontrolle abgibt. Ein erster Schritt könnte sein, dass sie bzw. er die passive Rolle verlässt und beispielsweise seinen sicheren Ort laut beschreibt. Auch ein Gegenstand, den die Patientin oder der Patient in der Hand hält, um in Verbindung mit dem »Hier und Jetzt« zu bleiben, der vielleicht sogar im Zusammenhang mit dem sicheren Ort steht, kann hilfreich sein.

Auf die Präsentation verschiedener Vorlagen für Fantasiereisen wird hier verzichtet. Diese finden sich in dem Buch von Thünker und Pietrowsky (2021), in zahlreichen anderen Quellen oder können natürlich auch für jede Therapie kreativ selbst geschaffen werden. Wichtig ist, nach jeder Fantasiereise abzufragen, ob die für die entsprechenden Sinnesmodalitäten (visuell, akustisch, taktil/haptisch, olfaktorisch, gustatorisch) enthaltenen Elemente vorgestellt werden konnten.

Nach der Herausarbeitung der bevorzugten oder dominierenden Sinneskanäle in der Imagination folgt der nächste Schritt der Imaginationsübungen, die *Veränderung von Szenen in der Vorstellung*. Diese Vertiefungsübung soll den Patient:innen die Möglichkeit geben, Szenen weiterzuentwickeln und zu verändern. Es ist im Verlauf der Behandlung essenziell, dass es der Patientin oder dem Patienten gelingt, die Szenen des ursprünglichen Albtraums bewusst verändern zu können. Es hat sich als sinnvoll herausgestellt, diese aktive Veränderung von vorgestellten Szenen zunächst mit einer »harmlosen« Situation zu üben – beispielsweise mit einer Veränderung des Wetters. Wobei bewusst sein sollte, dass bei traumatisierten Patienten jede Situation mit Gefahr assoziiert sein kann. Eine Verschlechterung des Wetters ist für die meisten Menschen zwar unangenehm, aber nicht bedrohlich. Hierfür ist es empfehlenswert, an die Fantasiereise anzuknüpfen, indem etwa das letzte Bild der Fantasiereise wieder aufgerufen wird und dann eine Veränderung beispielsweise des Wetters in dieser Vorstellung suggeriert wird. Natürlich wären auch andere Modifikationen von bereits eingeführten Szenen oder neue Szenen, die fortgesetzt werden müssen, denkbar. Es ist jedoch hilfreich, bei dieser Vertiefungsübung an eine imaginierte Szene anzuknüpfen. Einleitend wird erklärt, dass sich die bereits aus der Fantasiereise bekannte Szene verändern wird, dass das Ende offen bleibt und die Patientin bzw. der Patient sich selbst ein Ende ausdenken und vorstellen soll. Für diese Fortsetzung gibt es keine Vorgaben oder Regeln. Die konkrete Reaktion der Patientin bzw. des Patienten auf die Veränderung bleibt ihr/ihm überlassen und wird anschließend besprochen. Ziel ist es nicht, die Hilflosigkeit der Patientin bzw. des Patienten zu verstärken, sondern ihr/ihm im Gegenteil anhand eines neutralen Beispiels zu zeigen, dass es die Möglichkeit gibt, imaginierte Szenen aktiv zu verändern. Daher sollte nach dieser Übung selbstverständlich mit den Patient:innen besprochen werden, wie sie in der Vorstellung die Situation verändert haben, wie sie aus einer für sie unangenehmen Situation eine angenehme Situation geschaffen haben und wie sich das am Ende anfühlte.

Glückt die Übung zunächst nicht, fühlt die Patientin oder der Patient sich beispielsweise in der vorgestellten Situation unwohl, kann aber nicht reagieren, können im therapeutischen Gespräch zunächst mögliche hilfreiche Reaktionen erörtert werden, bevor eine Wiederholung der Übung erfolgt. Um die Patientin bzw. den Patienten zu unterstützen, kann anstelle des offenen Endes der Übung zunächst eine im Gespräch erarbeitete Lösung angeleitet werden. Es gilt zu bedenken, dass nicht nur eine Reaktion im Sinne von beobachtbarem Verhalten, sondern auch eine Neubewertung der Situation (z. B. bei Wetterveränderung: »Regen als willkommene Abkühlung, die man in vollen Zügen genießt«) ein erfolgreicher Umgang mit der Aufgabe ist.

Wichtig ist, darauf hinzuweisen, dass man sich bei der imaginativen Veränderung an eine Szene nicht an physikalische Gesetzmäßigkeiten und die Realität zu halten hat. Beispielsweise kann man sich eines Zauberstabes bedienen (eine seit den Harry Potter Romanen und Filmen sehr beliebte Vorstellung), um einen Angreifer zu vertreiben oder sich in eine andere Situation zu »beamen«. Als Beispiel sei der Fall von Frau L. aufgegriffen (Kap. 1.4.2), in dem bei einer massiven komplexen Typ-II-Traumatisierung vermeintliche »realistische« Veränderungen der Vorstellung nicht hilfreich waren, um die resultierenden Albträume zu verändern, sondern erst eine unrealistische, fantasievolle Lösung (Zauberstab) der Patientin half.

Fallbeispiel Frau L. (Fortsetzung aus Kap. 1.4.2):
Frau L. hatte über Jahrzehnte hinweg den Albtraum, wie sie oben an der Kellertreppe stand und zu ihrem Peiniger in den Keller hinabsteigen musste. Die Albtraummodifikation mit realistischen Veränderungen, z. B., dass sie sich entschied, nicht in den Keller zu gehen oder sich Hilfe holte, konnte sie sich nicht vorstellen bzw. war für sie unrealistisch, ebenso wenig wie die imaginierte Rettung etwa dadurch, dass ein Polizist oder hilfreicher Nachbar sie aus dieser Situation befreien konnte. Erst die Lösung, dass sie am Fuß der Kellertreppe, genauer gesagt hinter der Kellertreppe, einen Zauberstab versteckt hatte, konnte sie sich vorstellen. Dieses Element konnte

sie dann sehr hilfreich in den neuen Traumverlauf einbauen. Dieser sah dann so aus, dass sie zwar die Kellertreppe zu ihrem Peiniger hinunterging, sich dann aber gleich den Zauberstab holte und sich »wegbeamte«. Sie versetzte sich dann an ihren Lieblingsort, eine bestimmte Stelle am Rhein, wo sie in der Sonne im Gras saß und auf die Schiffe sah, die vor ihr auf dem Fluss vorüberzogen. Dieses Bild war für sie mit großer Sicherheit und Erleichterung verbunden. Die Nutzung dieses irrationalen Elements des Zauberstabs zur Lösung der extrem bedrohlichen Situation im Albtraum war für die Patientin äußerst hilfreich, es hatte für sie nichts Befremdliches oder Künstliches. Durch die regelmäßige Imagination dieses modifizierten Traums mit unrealistischer Lösung waren die Albträume der Patientin vollständig verschwunden und traten nicht wieder auf.

Ab dieser dritten Therapiesitzung bis zur nächsten Therapiesitzung und ggf. auch noch darüber hinaus ist die tägliche Durchführung einer Imaginationsübung empfehlenswert. Hierzu können Übungen aus dem Manual von Thünker und Pietrowsky (2021) verwendet werden, aber auch eigen geschaffene Traum- oder Fantasiereisen, z. B. an den letzten Urlaubsort oder eine unbeschwerte Situation in der Kindheit (vielleicht Kindergeburtstag). Wichtig ist, dass hierbei auch das Verändern der vorgestellten Szenen geübt wird, etwa dadurch, dass bestimmte Aktionen oder Veränderungen bei dem vorgestellten Urlaubsort vorgenommen werden, die in Wirklichkeit nicht stattfanden oder dass bei der Szene aus der Kindheit Personen hinzukommen, die nicht dabei waren oder Spiele stattfinden, die damals nicht gespielt wurden.

Während des Imaginationstrainings zu Hause ist es notwendig, dass die Patient:innen nach Möglichkeit ungestört sind. Das Manual enthält auch einen Leitfaden zur Durchführung von Imaginationsübungen, der den Patient:innen ausgehändigt werden kann, damit sie wichtige Aspekte nachlesen können. Es sollte auch noch einmal auf die Hinweise zur Durchführung von Entspannungsübungen verwiesen werden, die hier ebenfalls gelten.

Zu Beginn der folgenden Sitzung werden die Erfahrungen und Erfolge bei der selbstständigen Durchführung der Imaginationsübungen thematisiert. Wenn Schwierigkeiten aufgetreten sind, werden diese ebenfalls besprochen, bei Bedarf sollten weitere Imaginationsübungen durchgeführt werden.

5.3.4 Die vierte bis siebente Sitzung: Albtraummodifikation

Bei der Albtraummodifikation handelt es sich um den wichtigsten und vor allem den spezifischsten Aspekt der Albtraumtherapie. In der Regel wird damit in der vierten Sitzung begonnen. Es gilt einen emotional negativ besetzten Traum so zu modifizieren, dass er für die Patientin oder den Patienten keine Belastung mehr darstellt. Es wird sich bei traumatisierten Patient:innen dabei meist um einen wiederkehrenden Albtraum handeln, es können aber auch mehrere verschiedene Albträume mit Bezug zu demselben Trauma, zu verschiedenen Traumata oder verschiedene idiopathische Albträume sein. Bei mehreren verschiedenen Albträumen besteht das Ziel der Therapie nicht darin, möglichst alle Albträume zu bearbeiten. Vielmehr geht es darum, die Fähigkeit zu vermitteln, (Alb-)Träume selbstständig zu verändern, und damit die grundsätzliche Kompetenz zu erlangen, mit Albträumen selbst zurecht zu kommen und damit die eigene Selbstwirksamkeit auch zu erhöhen. Das heißt, dass bei einer Patientin oder einem Patienten mit mehreren verschiedenen Albträumen während der Therapie üblicherweise zwei bis drei Albträume bearbeitet werden können. Aus didaktischen Gründen empfiehlt es sich, bei zwei oder mehr posttraumatischen Albträumen, als erstes mit dem weniger belastenden Albtraum zu beginnen. Beim ersten zu modifizierenden Albtraum finden große Teile der Albtraummodifikation in den Sitzungen mit viel Unterstützung durch die Therapeutin bzw. den Therapeuten statt, die Modifikation des zweiten oder dritten Albtraums würde dann mehr in die Hausaufgaben verlagert werden. Der genaue zeitliche Ablauf der Modifikationssitzungen hängt unmittelbar davon ab, ob es mehrere verschiedene Albträume gibt (vgl. auch Tab. 5). Falls es sich um nur einen wiederkehrenden posttraumatischen Albtraum handelt, steht für diesen Traum natürlich mehr Zeit zur Verfügung. Allerdings muss die Patientin oder der Patient die Technik auch während der Modifikation dieses einen Traums erlernen, um sie gegebenenfalls später bei anderen Albträumen anzuwenden. Im Rahmen der ersten Modifikation übernimmt die Therapeutin oder der Therapeut noch viele Schritte, die Technik wird demonstriert, bei der zweiten Modifikation sollen mehr Arbeitsschritte eigenständig von der Patientin bzw. dem Patienten durchgeführt werden.

Tab. 5 Zeitliches Vorgehen bei einem wiederkehrenden vs. unterschiedlichen Albträumen

Sitzung	Ein wiederkehrender Albtraum	Verschiedene Albträume
4	▪ Besprechung des Albtraums ▪ Gemeinsame Planung der anstehenden Modifikation	▪ Ermittlung von gemeinsamen Themen/Motiven der Albträume ▪ Auswahl eines Traums ▪ Besprechung des Albtraums, ggf. Beginn der Modifikation
5	▪ Beginn der Modifikation mit Hilfe des Arbeitsblattes »Veränderung meines Albtraums« (Abb. 3) (Therapeut:in unterstützt bei möglichst eigenständigem Vorgehen)	▪ Beginn der Modifikation des Traums mit Hilfe des Arbeitsblattes »Veränderung meines Albtraums« (Abb. 3) (Therapeut:in unterstützt bei möglichst eigenständigem Vorgehen)
6	▪ Fortsetzung Modifikation (Erarbeitung eines alternativen Traumhergangs) ▪ Aufschreiben und Üben (Imagination) des Traums als Hausaufgabe	▪ Auswahl und Besprechung des zweiten Traums ▪ Besprechung der Modifikationstechnik, Vorbereitung der eigenständigen Modifikation ▪ Selbstständige Modifikation als Hausaufgabe
7	▪ Besprechen der Hausaufgabe und Reflektieren der durchgeführten Arbeitsschritte	▪ Besprechung der eigenständig durchgeführten Modifikation

Handelt es sich um unterschiedliche Albträume, müssen unterschiedlichen Settings eines gemeinsamen Albtraumthemas (z.B. Verfolgungen im Park, Verkehrsunfall usw.) von den jeweiligen Albtraumthemen oder -motiven (z.B. Vergewaltigung, Straßenszene) differenziert werden. Nach Möglichkeit sollte immer ein konkreter Traum und nicht das allgemeine Thema (Motiv) Gegenstand der Albtraummodifikation sein. Davon kann jedoch abgewichen werden, wenn die ganz konkrete Situation noch als zu belastend erlebt wird, sodass dann ein etwas abstrahiertes Albtraummotiv gewählt wird. Beispielsweise ein tatsächlich als Radfahrer erlebter Verkehrsunfall wird aus der Sicht eines Passanten dargestellt. Oder wenn die konkreten Albtraumsettings so vielgestaltig und unterschiedlich sind und sich kaum wiederholen (was selten vorkommt), sodass auch dann das gemeinsame Grundmotiv (belebte Straßenszene) für den modifizierten Traum gewählt wird. Bei Träumen mit dem gleichen Motiv reicht es aus, wenn ein Traum exemplarisch modifiziert wird, der Effekt generalisiert auf ähnliche Träume. Zu Übungszwecken kann im Rahmen der Behandlung auch noch ein weiterer Traum mit dem gleichen Motiv bearbeitet werden. Gibt es mehrere Motive, werden die aufgetretenen Albträume diesen zunächst zugeordnet (geclustert). Es sollten dann je ein Traum pro Motiv exemplarisch modifiziert werden. Die Eigenständigkeit bei der Durchführung kann und sollte dabei schrittweise gesteigert werden. Üblicherweise wird für die erste Modifikation der Albtraum herangezogen, der in der ersten Therapiesitzung dokumentiert wurde, außer es wären zwischenzeitlich relevantere Albträume aufgetreten.

Es gibt für die Modifikation der Albträume verschiedene Möglichkeiten. Manche Patient:innen geben dem Traum ab einem bestimmten Schreckmoment eine positive Wendung. Schreckmoment ist der Augenblick im posttraumatischen Albtraum, in dem das Trauma erfolgt bzw. sich ankündigt und bis zu dem vermeintlich alles in Ordnung war. Zum Beispiel in einem Traum, in dem die oder der Träumende mit dem Fahrrad in der Stadt auf einem Radweg fährt und dann plötzlich von einem nach rechts abbiegenden LKW erfasst wird. Den Schreckmoment als Teil des modifizierten Traums bestehen zu lassen und erst danach verändernd einzugreifen, ermöglicht bei vielen Patient:innen eine erfolgreichere Modifikation, da die Struktur des modifizierten Traums nah an den ursprünglichen Albtraum angelehnt ist. Gerade bei posttraumatischen Albträumen ist er aber oft zu stark emotional negativ besetzt und die Modifikation muss schon vorher einsetzen, sodass also das eigentliche Trauma vermieden wird. Es gibt auch Albträume, bei denen es keinen bestimmten Schreckmoment gibt, was in aller Regel bei posttraumatischen Albträumen nur dann der Fall ist, wenn diese schon sehr stark symbolischer Natur sind. Bei solchen Albträumen gibt es stattdessen oft mehrere Details, die mit der traumatisierenden Situation assoziiert sind und die von Anfang an im Traum sind und es besteht eine bedrohliche und ängstigende allgemeine Grundstimmung. Hier sollten möglichst diese Details modifiziert werden, der Traumverlauf an sich kann dann häufig beibehalten werden.

Es ist sehr unterschiedlich, wie nah Patient:innen am ursprünglichen Traum bleiben können oder möchten, ebenso wie realistisch oder vermeintlich konstruktiv der Lösungsversuch ist. Es gibt keine Hinweise darauf, dass ein aggressives Vorgehen (z. B. einen Aggressor angreifen oder umbringen) oder auch ein eher defensives Vorgehen (bestimmte bedrohliche Dinge treten erst gar nicht mehr auf) weniger zum Ziel führen als ein aus therapeutischer Sicht für das reale Leben besonders konstruktiver, aktiver und sozial akzeptierter Weg. Relevante Kriterien – und das kann von Fall zu Fall sehr unterschiedlich sein – sind, ob jeweiligen Patient:innen den Zusammenhang zum ursprünglichen Traum a) noch als eng genug ansehen und ob b) der negative Affekt ausreichend gesenkt werden konnte. Die meisten Patient:innen können dies intuitiv ziemlich gut einschätzen.

Im Folgenden wird das schrittweise Vorgehen der Albtraummodifikation beschrieben (vgl. Abb. 2 , aus Thünker und Pietrowsky 2021). Für eine detailliertere Beschreibung wird auf das entsprechende Therapiemanual von Thünker und Pietrowsky (2021) verwiesen. Wie lange für die einzelnen Schritte benötigt wird, ist individuell unterschiedlich.

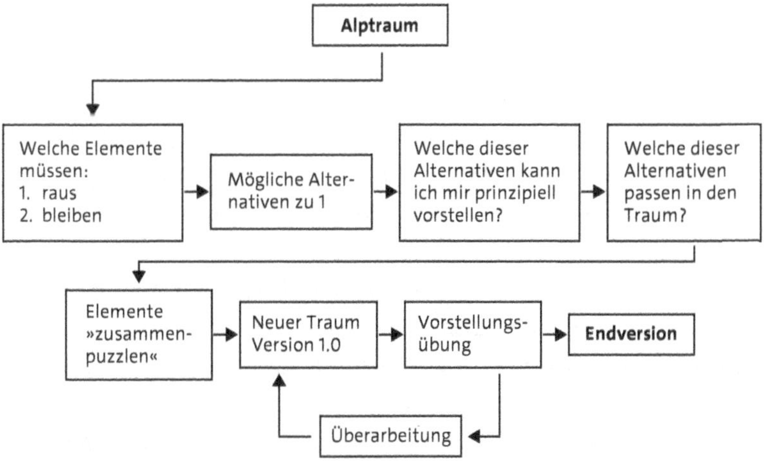

Abb. 2 Schrittweises Vorgehen bei der Albtraummodifikation im Überblick

Wichtig ist, dass die Patient:innen am Ende der Therapie das Verfahren eigenständig anwenden können. Die einzelnen Schritte der Albtraummodifikation sollen anhand des Beispiels eines posttraumatischen Traums illustriert werden. Hierzu das entsprechende Fallbeispiel (aus Thünker und Pietrowsky 2021).

Fallbeispiel Frau U.:

Frau U. ist eine 28-jährige Patientin mit komplexer PTBS und ausgeprägter depressiver Begleitsymptomatik. Sie hat Albträume mit verschiedenen Thematiken. Ein immer wiederkehrendes Albtraummotiv ist ein sexueller Missbrauch, der ihr als Schülerin von ihrem Lehrer wiederholt angetan wurde. Der stark replikative Albtraum verläuft folgendermaßen: Sie ist in der Schule, im siebten Schuljahr in ihrem Klassenzimmer. Die Tische stehen in U-Form und es gibt große Fenster mit Vorhängen. Es ist Pause. Ihr Lehrer hat die Vorhänge zugezogen. Alle anderen Schüler sind nicht im Klassenzimmer; sie ist mit dem Lehrer allein. Er kommt auf sie zu und guckt sie merkwürdig an. Er sagt erstmal nichts. Dann fängt er an sie auszuziehen und dann hat er sie vergewaltigt. Frau U. ist so überrascht und fühlt sich so hilflos ausgeliefert, dass sie nichts sagen kann und alles über sich ergehen lässt, was der Lehrer mit ihr macht.

Neben diesen wiederholten sexuellen Übergriffen in der Schule gab es darüber hinaus noch welche in der Wohnung des Lehrers. Der Lehrer habe ihren Eltern gesagt, dass er ihr Nachhilfe geben würde und dass sie dafür zu ihm nach Hause kommen müsse. Einmal habe er ihr sogar Tropfen verabreicht, sodass sie bewusstlos war und als sie wieder zu sich kam, sei sie nackt gewesen. Auch von diesem sexuellen Missbrauch würden Albträume auftreten, seltener allerdings als die vom sexuellen Missbrauch in der Schule.

Nach der Festlegung auf einen zu modifizierenden Traum ist der nächste Schritt die Identifikation negativer Elemente im Traum. Die Patientin bzw. der Patient soll herausfinden, welche Teile des Traums die starken negative Gefühle wie Angst oder Ekel hervorrufen. Diese Elemente werden nach Möglichkeit auf einem Arbeitsblatt »Veränderung meines Albtraums« (Abb. 3) schriftlich festgehalten.

Welche Elemente sollen raus? (Identifikation der bedrohlichen Elemente)	Welche Elemente sollen bleiben? (Identifikation der charakteristischen Elemente)	Alternativen zum ursprünglichen Traum (Entwicklung eines alternativen Traumhergangs)

Abb. 3 Arbeitsblatt »Veränderung meines Albtraums«

Schritt 1: Identifikation der bedrohlichen Elemente

Bleibt man in der Metapher des Drehbuchs für eine True Crime-Doku, die verändert werden soll (vgl. Kapitel 5.3.1), könnte eine Instruktion wie folgt lauten:

> »Nachdem wir Ihren Albtraum nun besprochen haben, erinnern wir uns daran, dass es sich dabei um ein neues ›Drehbuch‹ zu Ihrem Albtraum von Ihrem persönlichen traumatischen Erlebnis handelt. Anders als bei Ihrem tatsächlichen traumatischen Erlebnis, dem Sie hilflos ausgeliefert waren, wechseln Sie nun die Rolle und werden zur Regisseurin oder zum Regisseur dieses Ereignisses. Im nächsten Schritt setzen Sie den ›Rotstift‹ an und markieren all diejenigen Stellen in der ›Trauma-Doku‹, die für Sie so schlimm sind, dass sie im Albtraum kaum auszuhalten sind und die Sie verändern wollen. Und um es nochmals ganz klar zu sagen: **Es geht nicht darum, das Ihnen tatsächlich zugestoßene Trauma abzuwerten oder verändern zu wollen, sondern es geht darum, den ›Traum-Film‹, der immer wieder darüber in Ihrem Kopf abläuft, zu ändern. Wir ändern also nicht die Wirklichkeit, sondern Ihr nächtliches Kopfkino.«**

In dem Fallbeispiels von Frau U. waren es der Lehrer und das Klassenzimmer, in dem sich der Missbrauch ereignet hatte, was nicht mehr in dem modifizierten Traum vorkommen sollte. Besonders die zugezogenen Vorhänge, die dafür sorgten, dass niemand sie sehen und helfen konnte, sollten nicht mehr vorkommen.

Schritt 2: Identifikation charakteristischer Elemente

Die modifizierte Traumfassung sollte bei den Patient:innen keine starken negativen Emotionen mehr hervorrufen, oder gar zu einer so starken emotionalen Erregung führen, dass es zum Erwachen kommt. Dennoch kann der Albtraum nicht einfach durch einen völlig anderen Traum ersetzt werden, da eine assoziative Nähe zwischen beiden Traumversionen erhalten bleiben muss. Häufig ist es eine Gratwanderung zwischen zu viel Veränderung (Zusammenhang zum ursprünglichen Albtraum geht verloren) und zu wenig Veränderung (bei der neuen Traumversion handelt es sich nach wie vor um einen bedrohlich erlebten Albtraum). Um diesem Problem entgegenzuwirken, werden vor der eigentlichen Modifikation solche Elemente herausgearbeitet, die eine Verknüpfung beider Träume ermöglichen, das heißt, charakteristisch für den Albtraum sind, ohne starke negative Gefühle hervorzurufen. Es handelt sich dabei häufig um die Umgebung im Traum, das Setting des Traumanfangs, oder einzelne Gegenstände oder Personen. Mit anderen Worten: diejenigen Elemente des Albtraums, die bleiben dürfen und auch im modifizierten Traum vorkommen sollen, um ihm denselben Rahmen zu geben wie dem ursprünglichen Albtraum. Manchmal können negativ besetzte Elemente auch unter der Voraussetzung als charakteristische Elemente verbleiben, wenn sie abgeschwächt oder im Verlauf bewältigt werden. Gelegentlich gibt es sogar einzelne Details des ursprünglichen Albtraums, die als positiv empfunden wurden, auch diese Elemente dürfen und sollen selbstverständlich in der neuen Traumgeschichte wiederauftauchen. Die Auswahl der Elemente ist immer subjektiv, nur die jeweilige Patientin bzw. der Patient kann wissen, welche Bestandteile des Traumes so elementar sind, dass sie in der modifizierten Traumfassung wieder vorkommen müssen und ob die Elemente ausreichend wenig negative Emotionen hervorrufen, um im Traum bleiben zu dürfen. Gerade bei traumatischen Erlebnissen kann im Prinzip jedes Detail, auch wenn es noch so neutral oder positiv erscheint, zu einem Hinweisreiz (Trigger) für das Trauma geworden sein, sodass die Einordnung charakteristischer, zu verbleibender Elemente auf jeden Fall idiosynkratisch für jeden Patienten oder jede Patientin zu bestimmen ist. Diese Bestandteile des Traums können in der mittleren Spalte des Arbeitsblattes »Veränderung meines Albtraums« notiert werden.

Fallbeispiel Frau U. (Fortsetzung):
Bei der Identifikation der charakteristischen Traumelemente, die in dem modifizierten Traum verbleiben sollen, tat sich Frau U. zunächst sehr schwer. Sie kam dann jedoch zu dem Entschluss, dass grundsätzlich eine Schulsituation erhalten bleiben soll, nur eben nicht in diesem, ihrem, Klassenzimmer. Auf Nachfrage konnte sie benennen, dass sie später auf einer Berufsschule war. Dort habe sie sich sehr wohl gefühlt und an das Klassenzimmer dort könnte sie sich noch sehr gut erinnern.

Schritt 3: Entwicklung eines alternativen Traumhergangs

In der Regel fällt es Patient:innen zunächst schwer, Alternativen zu ihrem Albtraum zu finden. Sie haben meist über einen längeren Zeitraum hinweg gelernt, ihrem Albtraum hilflos gegenüberzustehen und schaffen es in der Regel nicht, spontan einen alternativen Traumhergang zu entwickeln. Darum hat sich ein Vorgehen in Einzelschritten bewährt, welches nachfolgend genauer beschrieben wird. Außerdem kann es entlastend wirken, wenn die Therapeutin bzw. der Therapeut darüber informiert, dass diese anfängliche »Blockade« aus eben genanntem Grund völlig normal ist.

Eine exemplarische Instruktion für diesen Abschnitt könnte folgendermaßen aussehen:

»Nachdem wir nun diejenigen Elemente gesammelt haben, die im neuen Traumskript auf keinen Fall oder eben gerade doch auftauchen sollen, geht es nun darum, die alternative Traumgeschichte zu entwickeln. In der Regel fällt einem dazu spontan erstmal nichts ein. Das ist völlig normal, denn Sie haben ja über einen langen Zeitraum erlebt, dass Sie Ihrem Traum hilflos ausgeliefert waren – und jetzt sollen Sie ihn plötzlich verändern. Es gibt aber einen Trick, wie es doch gelingen kann, gute Ideen und schließlich ein neues »Drehbuch« zu entwickeln: Wir machen erstmal einen Schritt zurück, denken gar nicht an den konkreten Traumhergang, sondern lassen unsere Fantasie spielen, welche Möglichkeiten es gäbe, die Punkte auf der Negativliste *grundsätzlich* zu lösen. Falls dort auf der linken Seite des Arbeitsblattes also beispielsweise ›verdunkeltes Klassenzimmer‹ stünde, könnten wir alles aufschreiben, was gegen das verdunkelte Klassenzimmer hilft. Das machen wir Schritt für Schritt für alle Punkte und am Ende können Sie aus den verschiedenen Ideen auswählen, was am besten in Ihr neues Drehbuch passt.«

Grundsätzlich gilt immer, dass die Patientinnen und Patienten möglichst eigenständige Veränderungsversuche machen sollen. Gelingt es ihnen nicht, eigenständige Ideen zu generieren, kann die Therapeutin bzw. der Therapeut unterstützen und Beispiele nennen. Dabei sollten nach Möglichkeit immer mehrere Beispiele aus unterschiedlichen Bereichen genannt werden. Außerdem sollte stets darauf hingewiesen werden, dass es individuell unterschiedlich ist, welche Traumelemente sich eignen und die Patientin bzw. der Patient letztendlich selbst entscheiden muss, welche Elemente sie oder er sich vorstellen kann und ob sie am Ende in das neue Traumskript passen.

Die meisten Patient:innen schaffen es nach einer kleinen Anlaufphase gut, oft erstaunlich kreative Ideen zu entwickeln. Es sollte darauf geachtet werden, dass stets genug Raum für eigene Ideen der Patient:innen bleibt, Vorschläge von therapeutischer Seite sind eher dafür da, den Brainstorming-Prozess in Gang zu setzen. Wenn die Patientin bzw. der Patient spontan keine Ideen hat, wie die gesamte Traumgeschichte modifiziert werden kann, was speziell bei komplexeren Träumen häufig der Fall ist, werden zunächst für die einzelnen negativen Traumelemente Alternativen gesucht.

Um die Generierung von möglichen Alternativen weiter zu erleichtern bzw. erst zu ermöglichen, kann die Therapeutin bzw. der Therapeut dazu ermuntern, zunächst einmal einen Schritt weg vom persönlichen Traum zu machen und zu überlegen, was man in der jeweiligen Situation im Allgemeinen ändern könnte. Eine mögliche Frage könnte sein, was man einer anderen Person empfehlen würde, was sie in der Situation tun würde oder was ganz grundsätzlich anders sein könnte, um den negativen Affekt abzumildern. Wenn man sich im Traum hilflos fühlt, könnte man beispielsweise Hilfe von einer eigentlich unbeteiligten, fremden Person bekommen, die zufällig vorbeikommt; man könnte um Hilfe rufen und gehört werden; es könnte jemand von sich aus unterwegs sein, der einem hilft; man könnte selbst eine Möglichkeit entwickeln, sich aus der prekären Lage zu bringen; die Situation könnte sich als ein Missverständnis herausstellen; etc. Eine solche Liste kann für jedes negative Element des Traums erstellt werden und kann in der dritten Spalte auf dem Arbeitsblatt »Veränderung meines Albtraums« (siehe Abb. 4) oder einem separaten Blatt notiert werden.

Fallbeispiel Frau U. (Fortsetzung):
Gemeinsam mit Frau U. wurden als Alternativen für die bedrohlichen Trauminhalte und unter Wahrung der assoziativen Nähe des modifizierten Traums zum ursprünglichen Albtraum folgende Lösungen gefunden: Es ist das Klassenzimmer der Berufsschule, in der sie sich wohlfühlte. Die Vorhänge sind zurückgezogen, die Sonne scheint freundlich in das Klassenzimmer. Anstelle des Lehrers (Täter) ist die Klassenlehrerin der Berufsschule, die sie sehr mochte, anwesend. Es ist wieder Pause und alle anderen Schüler sind schon raus, sodass sie allein mit der Lehrerin ist. Die Lehrerin spricht sie an und bietet ihr Hilfe bei den Matheaufgaben an. Da sie eine Frau ist, erlebt sie das nicht als bedrohlich und ist sogar froh über dieses Hilfsangebot der Lehrerin.

Welche Elemente sollen raus? (Identifikation der bedrohlichen Elemente)	Welche Elemente sollen bleiben? (Identifikation der charakteristischen Elemente)	Alternativen zum ursprünglichen Traum (Entwicklung eines alternativen Traumhergangs)
▪ der Lehrer ▪ das Klassenzimmer ▪ zugezogene Vorhänge	▪ Schulsituation	▪ Klassenzimmer der Berufsschule ▪ aufgezogene Vorhänge ▪ Klassenlehrerin der Berufsschule ▪ Lehrerin bietet Hilfe bei Matheaufgaben an

Abb. 4 Arbeitsblatt »Veränderung meines Albtraums«, am Beispiel von Patientin Frau U.

Im Anschluss wird die jeweilige Liste an Alternativen dahingehend geprüft, ob die Patientin bzw. der Patient grundsätzlich in der Lage ist, sie sich vorzustellen. Neben einer subjektiven Einschätzung können hierbei kurze Imaginationsübungen eingesetzt werden. Alle Ideen, die die Patientin bzw. der Patient sich nicht vorstellen kann, werden wieder von der Liste gestrichen.

Im nächsten Schritt werden die noch verbleibenden Ideen zur Modifikation dahingehend überprüft, ob sie grundsätzlich in die Traumgeschichte passen könnten. Befindet man sich beispielsweise in einer dunklen Höhle und das negative Element ist die Dunkelheit, ist es wenig passend, einfach einen Lichtschalter zu betätigen oder die Vorhänge aufzuziehen. Eine Grubenlampe zu besitzen oder einen Ausgang oder ein Loch zu finden, sodass Licht in die Höhle fällt, wären hingegen mit dem Ort des Traumgeschehens zu vereinbaren. Grundsätzlich sind aber auch zunächst abwegige Versionen möglich, z. B. ein Lichtschalter am dicksten Baum der Lichtung oder ein Fenster in der Höhle, das sich hinter Vorhängen verbirgt – diese unrealistischen Elemente müssen dann jedoch gut vorstellbar sein und für die betreffende Patientin bzw. den Patienten subjektiv gut in ihre oder seine Traumgeschichte integrierbar sein.

Schritt 4: Entwicklung einer vollständigen, alternativen Traumgeschichte

Bei der Entwicklung einer vollständigen, alternativen Traumgeschichte (Traumskript) geht es primär darum, aus der Liste an möglichen Ideen diejenigen auszuwählen, die am besten zusammenpassen, um eine zusammenhängende, in sich schlüssige Geschichte zu erstellen. Eine wichtige Frage ist dabei immer, wie viel negativer Affektsein muss, um die neue Traumgeschichte mit dem ursprünglichen Albtraum in Verbindung zu bringen und darf sein, damit die neue Traumgeschichte ohne stärkere negative Affekte vorstellbar ist. Manchmal muss die Patientin oder der Patienten darauf hingewiesen werden, dass es nicht reicht, eine neutrale Geschichte zu entwickeln, und leichte negative Gefühle sowie eine zeitweise leichte Anspannung durchaus auftreten dürfen. Wie viel davon gut zu ertragen ist, liegt im Ermessen der Patientin bzw. des Patienten.

Das neue Traumskript kann ähnlich lang sein wie der ursprüngliche Albtraum, es kann aber auch sehr viel kürzer oder sehr viel länger werden. Ein kürzerer Traum entsteht in der Regel dann, wenn eine lange bedrohliche Episode zu einem frühen Zeitpunkt aufgelöst oder verhindert wird. Eine längere Traumversion kann beispielsweise dann entstehen, wenn der ursprüngliche Traum sehr wenig Handlung hatte, und für den neuen Traum praktisch eine neue Rahmenhandlung entwickelt werden musste. Die Länge des neuen Traumskript ist nicht relevant. Wichtig ist, dass die Patientin bzw. der Patient in der Lage ist, sich die Traumgeschichte gut vorzustellen. Dies wird dadurch erleichtert, dass die neue Traumgeschichte sehr detailliert beschrieben wird. Beim Aufschreiben sollte immer die erste Person Präsens verwendet werden, um eine möglichst lebhafte Geschichte zu gestalten. Die Verwendung von wörtlicher Rede und auch der wörtlichen Widergabe von Gedanken ist ebenfalls hilfreich.

Ganz wichtig ist auch, dass der modifizierte Traum explizit positiv endet. Das kann zum Beispiel dadurch markiert werden, dass solche Äußerungen gemacht werden wie »Jetzt bin ich froh, dass die Gefahr vorüber ist, dass mir nicht passiert ist«, »Zum Glück ist alles nochmals gut gegangen« oder »Ich bin glücklich, es geschafft zu haben«; natürlich jeweils auf den entsprechenden Trauminhalt bezogen. Verstärkt werden sollte dieses Gefühl des positiven Ausgangs, welches auch im Traumskript wirklich gefühlt werden sollte, durch Aussagen wie »Ich atme tief durch und spüre die Erleichterung«, »Ich fühle, wie die Angst von mir abfällt und wie mir leichter wird« oder »Jetzt fühle ich mich sicher und weiß, dass mir nichts mehr passieren wird.«

Fallbeispiel Frau U., modifizierter Traumverlauf:
Die oben unter Schritt 3 berichteten Alternativen zu den bedrohlichen Elementen des ursprünglichen Albtraums wurden zu einem kompletten neuen Traumskript zusammengefügt. Der neue Traum lautete letztendlich wie folgt:

»Ich befinde mich im Klassenzimmer der Berufsschule. Der Raum ist groß und die Stühle und Tische stehen in U-Form. Die Sonne scheint und ich bin mit meiner Klassenlehrerin allein im Klassenzimmer. Die Lehrerin ist freundlich, hilfsbereit, nett, verständnisvoll und jung. Die Mathestunde ist gerade zu Ende und die anderen Schüler sind schon raus gegangen. Ich hole mein Pausenbrot und ein Trinkpäckchen aus der Tasche und will rausgehen. Die Lehrerin ruft mich zurück. ›Bleibst du bitte nochmals kurz hier!? Ich möchte etwas mit dir besprechen.‹ Ich drehe mich um, ich habe zuerst gar nicht realisiert, wer da gesprochen hat. Erst im Umdrehen sehe ich die Lehrerin. Ich gehe vorsichtig auf sie zu, ich frage mich, was sie von mir will und warte ab. Die Lehrerein sagt: ›Ich habe festgestellt, dass du die letzten zwei Arbeiten etwas schlechter geschrieben hast. Wenn du mir sagst, wo du Schwierigkeiten hast, kann ich dir helfen‹. Ich denke nach und überlege mir, dass ich nichts zu verlieren habe und sie eine Frau ist. Dann sage ich: ›Ja, ich nehme die Hilfe gerne an.‹ Sie lächelt und sagt: ›Dann kannst du erstmal in die Pause gehen. Ich habe heute Aufsicht.‹ Sie geht mir mit aus dem Klassenraum und schließt die Tür ab. Ich gehe raus auf den Pausenhof und bin erstmal froh, dass ich an der frischen Luft bin. Ich freue mich über die Hilfe und bin glücklich.
Am nächsten Tag nach der letzten Stunde treffen wir uns im Klassenraum, um Mathe zu üben. Sie geht zuerst alles noch einmal mit mir durch, damit sie sehen kann, wo ich Schwächen habe. Die Auf-

gaben, die ich nicht verstanden habe, erklärt sie mir an Beispielaufgaben. Mein Kopf raucht am Ende der Stunde, aber ich bin glücklich, dass ich die Aufgaben verstanden habe. Zuhause gehe ich die Aufgaben nochmal durch. Jetzt habe ich die Aufgaben wirklich verstanden. Wir haben verabredet, dass wir uns erstmal dreimal in der Woche treffen.
Drei Wochen später schreiben wir eine Mathearbeit und ich schreibe eine zwei. Ich bin sehr stolz auf mich, bekomme ein besseres Zeugnis und werde in die nächste Klasse versetzt.«

Der modifizierte Traum ist relativ lang geworden und es hätte im Prinzip auch gereicht, ihn an der Stelle enden zu lassen, wo Frau U. in den Pausenhof geht und sich über die Hilfe freut und glücklich ist. Das positiv formulierte Ende und das Gefühl der Erleichterung und Sicherheit ist an dieser Stelle ja schon eindeutig durch die Formulierung »Ich freue mich über die Hilfe und bin glücklich« gegeben. Die Erweiterung um das gemeinsame Lernen mit der Lehrerin, das Schreiben der Mathearbeit und die Versetzung in die nächste Klasse ist mehr ein Ausblick auf das, was kommen könnte, verschaffte der Patientin aber Sicherheit, nicht wieder in das alte Traumgeschehen zurückzufallen. Auch diese Erweiterung endet positiv und mit einem guten Gefühl »Ich bin sehr stolz auf mich ... und werde ... versetzt.«

Schritt 5: Erprobung der neuen Traumgeschichte

Besteht eine erste Version der neuen Traumgeschichte, die entweder die Patientin oder der Patient selbst oder die Therapeutin bzw. der der Therapeut notiert hat, wird diese Traumgeschichte erprobt, sprich in einer Imaginationsübung daraufhin überprüft, ob die Patientin bzw. der Patient sie sich zum einen gut vorstellen kann und zum anderen, ob noch starke negative Gefühle auftreten.

Fällt es der Patientin oder dem Patienten schwer, sich die Szenen des neuen Traumes vorzustellen, wird zunächst überprüft, ob eine detailliertere Schilderung Abhilfe schaffen kann. Auch ist es gerade bei Patient:innen mit weniger stark ausgeprägter Fantasie und Vorstellungskraft möglich, dass die Imagination erst beim zweiten oder dritten

Versuch gelingt, sodass eine wiederholte Durchführung notwendig ist. Falls dies nicht zum gewünschten Erfolgt führt, muss erwogen werden, das Traumskript selbst noch einmal zu verändern. Das gleiche gilt, wenn die Szene nach wie vor einen starken negativen Affekt hervorruft. Da es eher die Regel als die Ausnahme ist, dass eine Geschichte nach der ersten Erprobung noch weiter verändert oder gar in ihrer ersten Fassung vollständig verworfen wird, sollte dies frühzeitig kommuniziert werden, sodass keine unnötige Frustration entsteht.

Eine erneute Erprobung in Form einer Imaginationsübung erfolgt dann, wenn die aufgetretenen Schwierigkeiten augenscheinlich behoben worden sind. Dieser Vorgang wird so lange wiederholt, bis ein Traumskript entstanden ist, das die folgenden Kriterien erfüllt:

- Die Patientin bzw. der Patient kann sich die Traumgeschichte vollständig vorstellen.
- Der Traum ist in sich schlüssig und endet positiv und mit einem guten Gefühl.
- Er erzeugt keinen starken negativen Affekt, der zum Erwachen führen könnten (leichte negative Affekte oder Anspannung sind möglich).
- Es besteht ein Zusammenhang zum ursprünglichen Albtraum.

Schritt 6: Imagination des neuen Traums

Mit der Modifikation ist der größte Schritt im Rahmen der Albtraumtherapie gemacht, mit ihr allein ist jedoch noch kein nachhaltiger Therapieerfolg zu erwarten. Der Traum in seiner neuen Fassung muss nun im Rahmen von Imaginationsübungen regelmäßig geübt werden. Das geschieht zum einen in der therapeutischen Sitzung unter therapeutischer Anleitung, genauso wie die Vorstellungssequenz in der Imaginationsübung. Zum anderen soll sich die Patientin bzw. der Patient den neuen Traum in den nächsten Wochen nach Möglichkeit täglich vorstellen. Besonders günstig wären diese Vorstellungsübungen vor dem Zubettgehen, da das neue Traumskript dann eine besonders hohe Präsenz im Gedächtnis hat. Treten bei der Imagination Probleme auf, können diese in der nächsten Therapiesitzung (spätestens in der Abschlusssitzung) besprochen werden. Sind Änderungen am Traumskript nötig, die die Patientin bzw. der der Patient eigenständig durchführen kann, sollte sie/er dies auf jeden Fall tun.

Es gibt verschiedene Möglichkeiten, diese Imaginationsübung durchzuführen. Speziell bei kurzen Traumgeschichten können sich die Patient:innen den Inhalt oft nach kurzer Zeit merken und gehen die Geschichte praktisch im Kopf durch. Gelingt dies nicht oder ist die Geschichte länger, ist es möglich, eine Audio-Aufnahme zu erstellen oder sich die Geschichte von einem Angehörigen vorlesen zu lassen. Wenn dies alles nicht möglich ist, kann der Text abschnittsweise gelesen und die jeweilige Textstelle anschließend imaginiert werden.

5.3.5 Abschlusssitzung

Die Abschlusssitzung dient dazu, die Ergebnisse der Albtraumtherapie im Verlauf zu stabilisieren. Aus diesem Grund sollte diese letzte Therapiesitzung mit einem Abstand von etwa drei Wochen zu der vorangegangenen Therapiesitzung erfolgen. Falls die Albtraumbehandlung im Rahmen einer übergeordneten und längerfristigen Therapie stattfindet, kann diese in den dazwischen liegenden Wochen problemlos weitergeführt werden, auch kann bei Bedarf später noch einmal Bezug auf die albtraumspezifische Behandlung genommen werden.

Die zentralen Fragen im Rahmen dieser Sitzung beziehen sich auf die Erfahrungen mit der Albtraummodifikation während der »Therapiepause« und natürlich die erreichte Symptomveränderung, also die Auftretenshäufigkeit von Albträumen sowie den Grad der Belastung, der von der noch auftretenden Albtraumsymptomatik ausgeht, im Verhältnis zum Therapiebeginn. Ist die Therapie erfolgreich verlaufen, so sollten sich die Patient:innen die erarbeiteten alternativen Traumfassungen weiterhin regelmäßig (z.B. einmal pro Woche über mehrere Wochen) im Rahmen einer Imaginationsübung vorstellen. Dies erhält die Übung, hält die neue Traumfassung im Gedächtnis präsent und erleichtert die Anwendung für den Fall, dass erneut Albträume auftreten sollten.

Wenn Schwierigkeiten berichtet werden, ist es wichtig, zu eruieren, woher diese rühren. Wenn die Probleme durch eine unzureichende

Anwendung der erlernten Therapietechniken zustande kommen, gilt es, diese Techniken erneut zu erläutern und zu vertiefen. Ist die Frequenz der Albträume nicht zurückgegangen, obwohl eine oder mehrere modifizierte Traumfassungen regelmäßig imaginiert wurden, ist zu differenzieren, ob es sich um die modifizierten oder bisher unbearbeiteten Albträume handelt. Treten modifizierte Träume weiterhin in ihrer ursprünglichen Version und Häufigkeit auf, so muss die Modifikation überdacht und verändert werden. Es könnte beispielsweise sein, dass die Modifikation entweder nicht umfassend genug war oder aber die neue Traumfassung zu weit entfernt vom ursprünglichen Albtraum und eine kognitiv-assoziative Verknüpfung somit nicht möglich war. Handelt es sich bei dem oder den weiterhin auftretenden Albträumen um bisher unbearbeitete Albträume, so ist zu empfehlen, diese Träume ebenfalls zu modifizieren. Wenn sehr viele Albträume bestehen, lassen sich diese meist thematisch ordnen. Es wird davon ausgegangen, dass ein Modifikationsversuch bei ähnlichen Albträumen (z.B. Verfolgung durch verschiedene Personen oder an verschiedenen Orten; sexueller Missbrauch durch unterschiedliche Personen oder in verschiedenen Settings) generalisieren, weil die Lösung eine ähnliche sein kann.

Im Rahmen der Abschlusssitzung sollten neben der gemeinsamen kritischen Reflexion des Therapieverfahrens und des damit erlangten Erfolgs gegebenenfalls auch weitere erforderliche Therapieschritte besprochen werden (z.B. Behandlung komorbider Ängste, Abhängigkeiten oder Essstörungen). Dies gilt insbesondere dann, wenn die Patientin bzw. der Patient sich ursprünglich primär wegen der Albtraumsymptomatik gemeldet hat, und sich im Verlauf herauskristallisierte, dass weitere komorbide Störungen vorlagen.

KAPITEL 6

Effektivität der Albtraum-Behandlung

6.1 Effektivität der Albtraum-Behandlung im Allgemeinen

Die psychologischen Therapieansätze zur Behandlung von Albträumen (sowohl als komorbide wie auch als alleinige Störung) haben sich aus unterschiedlichen psychotherapeutischen Schulen und theoretischen Ansätzen entwickelt. Eingesetzte Verfahren sind neben reinen Entspannungsverfahren noch Hypnosetherapie, luzides Träumen und kognitiv-verhaltenstherapeutische Ansätze. Die hypnotherapeutischen Verfahren bedienen sich der hypnotischen Suggestion, um den Albtrauminhalt zu ändern. Die Anwendung des luziden Träumens bei der Albtraumbehandlung gewann in den letzten Jahren zunehmend an Bedeutung. Kognitiv-verhaltenstherapeutische Behandlungsansätze für Albträume sind Expositionsverfahren und vor allem die Imagery Rehearsal Therapie. Neuere Übersichtsarbeiten kommen zu dem Schluss, dass auch eine pharmakologische Behandlung von Albträumen, vor allem mit selektiven α1-adrenergen Rezeptor-Antagonisten wie Prazosin oder Doxazosin, möglich und wirkungsvoll ist (Augedal et al. 2013; Aurora et al. 2010; Morgenthaler et al. 2018). Im Folgenden werden wir uns auf die psychologischen Therapieansätze beschränken, die den pharmakologischen überlegen und nachhaltiger sind (Morgenthaler et al. 2018).

Luzides Träumen kann in der Albtraumtherapie eingesetzt werden, weil es, wie bereits in Kapitel 4.2 beschrieben, dem Träumenden ermöglicht, modulierend in den Albtraum einzugreifen. Zur Therapie von Albträumen ist dies ein vielversprechender Ansatz, jedoch wurden bisher nur wenige Studien zur Evaluation dieses Ansatzes durchgeführt. In fünf Fallstudien haben Zadra und Pihl (1997) die Effektivität des Ansatzes untersucht. Zwei ihrer Albtraum-Patient:innen wurden mit PMR, Imaginationsübungen sowie luzidem Träumen therapiert, während die anderen drei Patient:innen allein das luzide Träumen als Therapiemaßnahme erhielten. Alle fünf Patient:innen zeigten eine Verbesserung der Albtraumsymptomatik. Laut Zadra und Pihl (1997) bestätigen diese Befunde die Ergebnisse anderer Studien, die ebenfalls das luzide Träumen als wirksame Therapie bei Albträumen belegen konnten. Fraglich bleibt nach den Autoren jedoch, ob die Luzidität die entscheidende Wirkkomponente zur Verbesserung der Albtraumsymptomatik darstellt oder ob es nicht schlicht die Fähigkeit ist, bestimmte Albtraumaspekte zu verändern. In der Studie von Spoormaker und van den Bout (2006) zeigte sich, dass Luzidität keine notwendige Bedingung für die Reduktion der Albtraumfrequenz war, sodass die primär therapeutische Komponente dieses Therapieansatzes weiterhin unklar ist.

Neuere Evidenz für die Wirksamkeit des luziden Träumens bei Albträumen stammen aus Studien von Holzinger et al. (2015). Darin wurden Proband:inen mit häufigen Albträumen in zwei Gruppen eingeteilt. Eine Gruppe bekam nur eine Gestalttherapie, die andere bekam zusätzlich eine Unterweisung zum luziden Träumen. Beide Gruppen erlebten signifikant weniger Albträume nach den Interventionen (Holzinger et al. 2015). In der Gruppe mit luzidem Träumen erlernten 12 der 16 Teilnehmenden das luzide Träumen. Diese Teilnehmenden erlebten zusätzlich eine signifikante Verbesserung der Schlafqualität durch die Therapie.

Von besonderer Bedeutung in diesem Zusammenhang ist die systematische Übersicht über die Wirksamkeit von luzider Traum-Therapie auf Albträume von Ouchene et al. (2023). Die Autor:innen kommen zu dem Schluss, dass die meisten der überprüften Studien eine signifikante Wirkung zur Reduzierung der Häufigkeit von Albträumen zeigen, sowie des durch Albträume ausgelösten Stresses. Jedoch haben die meisten Studien eine geringe Stichprobe und es bleibt oft unklar, ob das Erlangen von Luzidität für die berichteten positiven Effekte im Traum notwendig war. Zugunsten der Wirksamkeit des luziden Träumens kann allerdings angeführt werden, dass auch das bloße Bewusstsein der Möglichkeit des luziden Traumes bereits eine Reduktion von Albträumen und der damit verbundenen Belastungen auslöst; so wie bei der IRT auch das Wissen um die Fähigkeit zur Kontrolle der Albträume bereits auch eine hilfreiche Wirkung entfaltet.

Zur Wirksamkeit der Exposition bei der Behandlung von Albträumen verglichen Cellucci und Lawrence (1978) in einer Studie die Wirksamkeit der Systematischen Desensibilisierung mit der Selbstaufzeichnung von Albträumen und einer Placebo-Behandlung, bei der die Albträume diskutiert wurden. Die Proband:innen, die die Systematische Desensibilisierung durchgeführt hatten, zeigten eine signifikant stärkere Reduktion der Albtraumhäufigkeit sowie der wahrgenommenen Intensität im Vergleich zu den beiden anderen Gruppen. Die Studie von Miller und DiPilato (1983) erbrachte ebenfalls Evidenz für die Wirksamkeit der Systematischen Desensibilisierung bei Albträumen (gegenüber Entspannungsverfahren).

Eine andere Form der Expositionsbehandlung ist die Selbstexposition, bei der die Patient:innen gebeten werden, ihre Albträume zu notieren und sich diese dann noch einmal vorzustellen. Der Unterschied zur Systematischen Desensibilisierung liegt darin, dass bei diesem Ansatz weder ein schrittweises Vorgehen noch eine Entspannung erfolgen. In den Studien von Burgess et al. (1998) sowie von Grandi et al. (2006) wurde der Ansatz der Selbstexposition untersucht. In der Studie von Burgess et al. (1998) reduzierte dieser Therapieansatz im Vergleich zu einer Entspannungsbedingung und einer Wartezeit die Albtraumfrequenz erfolgreicher. In der Studie von Grandi et al. (2006) verbesserte sich die Albtraumsymptomatik durch eine Selbstexpositionsbehandlung von vier Wochen, verglichen mit einer Wartelistenkontrollgruppe, selbst noch in einem Vier-Jahres-Follow-up. Allerdings sind Expositionsbehandlungen im Allgemeinen mit einer großen Belastung für die Patient:innen verbunden. So erklärt sich vermutlich, dass die Expositionsgruppe in der Studie von Burgess et al. (1998) eine hohe Drop-out-Rate aufwies. Besonders bei Patient:innen mit posttraumatischen Albträumen kann die Albtraumexposition eine Belastung darstellen und sollte nie als alleinige Maßnahme angewandt werden.

Neuere Therapiestudien, in denen die Exposition an die Albtrauminhalte verglichen wurde mit der Bewältigung von Albträumen, etwa durch die Methode der IRT, erbrachten ebenfalls Evidenz dafür, dass die Konfrontation mit dem Albtraum eine wirksame Methode zur Behandlung der Albträume darstellt (z. B. Gieselmann et al. 2017; Kunze et al. 2017). Kunze et al. (2017) konnten zeigen, dass die Exposition mit einem Albtraum ähnliche Effekte hatte wie die IRT, dass die Exposition allerdings zu mehr Aktivierung und damit mehr Unbehagen bei den Patient:innen führte. Gieselmann et al. (2017) fanden die Exposition bezüglich der Reduktion der Albtraumhäufigkeit der IRT ebenbürtig, hinsichtlich der Reduktion der Albtraumbelastung aber der IRT unterlegen.

Die IRT ist das mit Abstand am besten untersuchte Therapieverfahren zur Behandlung von Albträumen. In einer frühen Untersuchung des Verfahrens, in der allerdings noch keine konkreten Vorgaben gemacht wurden, wie die Patient:innen die Albträume unter Imagination ändern sollten, konnten Kellner et al. (1991) in vier Einzelfallstudien bei Patient:innen mit schweren und häufigen Albträumen deutliche Reduktionen der Albtraumhäufigkeit und -intensität feststellen.

In einer randomisierten Kontrollgruppenstudie an einer Stichprobe häufiger Albträumer konnten Krakow et al. (1995) zeigen, dass die IRT in der Reduktion der Albtraumfrequenz zum Erhebungszeitpunkt drei Monate nach Beginn der Behandlung einer Wartelistenkontrollgruppe signifikant überlegen war. In einer weiteren Studie konnte die Arbeitsgruppe zeigen, dass die Reduktion der Albträume auch zu einem deutlich späteren Messzeitpunkt von 18 Monaten nach Beginn der Behandlung noch erhalten ist und die Albtraumfrequenz gegenüber dem Drei-Monats-Zeitpunkt sogar nochmals abgenommen hat (Krakow et al. 1996).

Positive Effekte einer einmaligen, dreistündigen IRT-Sitzung (mit anschließendem alleinigem Üben) auf idiopathische und posttraumatische Albträume konnten Germain und Nielsen (2003) aufzeigen. Auch in dieser Studie reduzierte sich die Albtraumfrequenz und Ängstlichkeit. Es fanden sich aber keine Unterschiede zwischen den Personen mit idiopathischen und posttraumatischen Albträumen.

Die Wirksamkeit der IRT bei der Behandlung von Albträumen wird auch in mehreren Literaturübersichten über die Wirksamkeit verschiedener Behandlungsmethoden von Albträumen bestätigt. Lancee et al. (2008) kommen zu dem Ergebnis, dass in allen publizierten Studien mit dieser Methode signifikante Verbesserungen bezüglich der Albtraumfrequenz im Intra-Gruppen-Vergleich (vor der Behandlung vs. nach der Behandlung) gefunden wurden. Da nicht alle der Studien Kontrollgruppen hatten, sind die Aussagen zur Wirksamkeit gegenüber anderen oder keinen Behandlungen (Inter-Gruppen-Vergleich) nicht in diesem Umfang möglich. So fehlen etwa Studien, in denen die IRT mit dem Ansatz des luziden Träumens verglichen wurde. Ebenfalls fehlen Studien zum Vergleich der IRT mit reinen Entspannungsmethoden (Lancee et al. 2008). Neuere Literaturübersichten bestätigen die Wirksamkeit der IRT bei der Behandlung von Albträumen (Nadorff et al. 2014; Gieselmann et al. 2019) und gelangen zu dem Schluss, dass neben Expositionsverfahren vor allem die IRT das Behandlungsverfahren darstellt, das signifikant und reliabel wiederholte Albträume zu reduzieren vermag.

6.2 Effektivität der Behandlung posttraumatischer Albträume

Neben Studien und Literaturübersichten zur generellen Wirksamkeit von Behandlungsverfahren zur Therapie von Albträumen, die im vorigen Kapitel vorgestellt wurden, sollen nun Befunde berichtet werden, die spezifisch die Wirksamkeit psychologischer Behandlungen bei posttraumatischen Albträumen zum Gegenstand hatten.

In einer Studie von Holzinger et al. (2020) wurde das luzide Träumen als alleinige Therapie für die Behandlung von posttraumatischen Albträumen untersucht. 20 Teilnehmende bekamen Instruktionen für luzide Träume und wöchentliche 60-minütige Gruppensitzungen, während elf Personen in eine Kontrollgruppe kamen. Trotz zahlreicher Drop-outs zeigte sich in der Gruppe mit luzidem Träumen eine signifikante Verbesserung von Angst- und Depressionssymptomen, allerdings keine Reduzierung der Albtraumhäufigkeit. In einem dazugehörigen Fallbericht konnten die Autor:innen zeigen, dass und wie sich

Albträume über den Zeitraum der luziden Traum Therapie verändern können und welche Auswirkungen dies haben kann (Holzinger et al. 2021).

In einer Untersuchung an 168 Patient:innen mit einer PTBS aufgrund eines sexuellen Übergriffes konnten Krakow et al. (2001a) zeigen, dass die IRT gegenüber der randomisierten Wartelisten-Kontrollgruppe zu einer signifikanten Abnahme der Albträume und der PTBS-Symptomatik sowie einer Zunahme der Schlafqualität nach drei und sechs Monaten geführt hat. Die Stabilität der Effekte konnte auch durch eine Intent-to-Treat-Analyse bestätigt werden, welche ein konservatives Auswertungsverfahren ist und alle Teilnehmenden einschließt, die überhaupt mit der Studie begonnen haben. In einer unkontrollierten Studie an Verbrechensopfern mit einer PTBS konnte ebenfalls gezeigt werden, dass die IRT (hier in Kombination mit Instruktionen zur Schlafhygiene und Schlafrestriktion) zu einer signifikanten Reduktion der Albtraumfrequenz im Prä-post-Vergleich führte (Krakow et al. 2001b). Die Reduktion der Albtraumhäufigkeit war signifikant korreliert mit dem Rückgang zentraler PTBS-Symptome wie Intrusionen, Vermeidungsverhalten und Hyperarousal.

In einer Übersicht über die Effektivität der IRT bei der Behandlung von Albträumen kommt Krakow (2004) zu dem Schluss, dass das Verfahren in mehr als 90 % der von ihm oder seinen Mitarbeitenden angewandten Fällen gut angenommen wird und gute Erfolge erzielt, wenn die Technik mindestens einigen Wochen angewandt wird. Bei Patient:innen mit PTBS ist der Behandlungserfolg geringer, weil mehr als ein Drittel die Therapie gar nicht begonnen oder zu einem frühen Zeitpunkt beendet hatte. Allerdings war bei den PTBS-Patient:innen, die die IRT für mindestens einige Wochen durchgeführt hatten, ebenfalls eine 90-prozentige Response-Rate zu beobachten. Darüber hinaus zeigte sich, dass die IRT bei PTBS-Patient:innen auch zu einer Reduktion der PTBS-Symptomatik führte, was vermutlich auf eine bessere Integration der Albträume in die eigene Biografie, eine erhöhte Selbstwirksamkeitsüberzeugung und die in Kapitel 3.3 beschriebene therapeutisch gewünschte Veränderung der Inhalte der posttraumatischen Albträume durch die IRT zurückzuführen ist.

Inzwischen liegen auch Bestätigungen für die erfolgreiche Anwendung der IRT zur Behandlung von posttraumatischen Albträumen von anderen Arbeitsgruppen außerhalb des Krakow-Umfeldes vor. So konnten Forbes et al. (2001; 2003) bei Soldaten mit einer PTBS mit Hilfe der IRT die Albtraumhäufigkeit und -intensität signifikant reduzieren. Dies war sowohl zum Therapieende als auch in Katamnesen nach drei Monaten und nach zwölf Monaten der Fall. Wie in anderen Studien nahm auch hier die Albtraumsymptomatik im Katamnesezeitraum noch weiter ab, wobei dieser Rückgang vor allem zu Beginn des Follow-up-Intervalls besonders deutlich war. Mit anderen Worten: in allen Studien mit einem längeren Katamnesezeitraum zeigt sich eine zeitstabile Reduktion der Albtraumsymptomatik. Wenn die posttraumatischen Albträume nachließen, schienen sie somit auch nicht mehr wieder zu kommen und eine weitere Reduktion, der im statistischen Mittel nur noch schwach vorhandenen Albtraumsymptomatik scheint aufgrund von Bodeneffekten nicht mehr möglich.

In einer Untersuchung (Germain et al. 2007) wurde der Effekt einer einmaligen, 90-minütigen IRT-Sitzung (mit anschließendem alleinigem Üben für sechs Wochen) bei Patient:innen mit posttraumatischen Albträumen evaluiert. Hier zeigten sich allerdings nur Effekte auf die PTBS-Symptomatik (weniger Intrusionen und Hyperarousal), aber keine Effekte auf die Albtraumsymptomatik.

Eine spezielle Modifikation der IRT für Patient:innen mit einer PTBS wurde von Davis entwickelt (Davis 2009; Davis & Wright 2006). Dieses Therapieverfahren enthält neben den IRT-Techniken Entspannung, Albtraummodifikation und Imagination noch eine spezifische und intensive Exposition des Traumageschehens und Änderung von Schlafgewohnheiten. Das sogenannte ERRT (Exposure, Relaxation & Rescripting Treatment) stellt eine erfolgreiche modifizierte Anwendung der IRT für traumatisierte Patient:innen dar, wie erste Evaluationen des Verfahrens in Kasuistiken und randomisierten Kontrollstudien gezeigt haben. So konnte in vier Einzelfallstudien gezeigt werden, dass das ERRT bei allen Patient:innen zu einer reduzierten Albtraumintensität führte. Bei drei der vier Patient:innen zeigte sich eine Reduktion der Albtraumhäufigkeit, der PTBS-Symptomatik, der Depressivität und der Schlafprobleme (Davis 2009). In einer randomisierten Kontrollstudie führte das Verfahren zu einer signifikanten Reduktion der Albtraumhäufigkeit und -intensität, von Schlafproblemen, der PTBS-Symptomatik und der Depressivität im Vergleich zu einer Wartelisten-Kontrollgruppe. Die Effekte waren auch nach einem Katamnesezeitraum von sechs Monaten noch stabil (Davis & Wright 2007).

Umfassende Metaanalysen über die Effektivität der Behandlung von (idiopathischen und posttraumatischen) Albträumen liegen vor und haben auch die Effektstärken verschiedener Therapiemethoden verglichen (z.B. Augedal et al. 2013; Casement & Swanson 2012; Hansen et al. 2013; Seda et al. 2015; Zhang et al. 2022). Augedal et al. (2013) konnten zeigen, dass die durchschnittliche Effektstärke der IRT bei 0.58 liegt, was einer mittleren Effektstärke entspricht. Therapien mit luzidem Träumen oder Desensibilisierung erzielten höhere Effektstärken, allerdings lagen hierfür jeweils nur eine bzw. zwei Studien zugrunde. Ebenso ergab diese Metaanalyse, dass die Behandlung im Einzelsetting etwas höhere Effektstärken erzielte als die Behandlung im Gruppensetting. Die Metaanalyse von Hansen et al. (2013) über die Wirksamkeit psychologischer Interventionen bei Albträumen erbrachte ebenfalls hohe Effektstärken für Abnahme der Albtraumfrequenz durch IRT, wobei die Effektstärken in den Messungen zu den Follow-up Zeitpunkten noch deutlich zunahmen. In den Metaanalysen von Seda et al. (2015) und Zhang et al. (2022), einem Vergleich der Wirksamkeit der IRT mit Prazosin auf posttraumatische Albträume und PTBS, zeigten sich vergleichbare und moderate Effektstärken sowohl für die IRT als auch für die Behandlung mit Prazosin hinsichtlich der Reduktion der Albtraumfrequenz. Wurde die IRT mit kognitiver Verhaltenstherapie kombiniert, zeigten sich signifikant größere Effektstärken für die Verbesserung der Schlafqualität und die Linderung der PTBS-Symptomatik als durch IRT oder Prazosin allein (Seda et al. 2015). Hinsichtlich der Reduktion posttraumatischer Albträume fand sich aber kein zusätzlicher Effekt, wenn die IRT mit kognitiver Verhaltenstherapie kombiniert wurde (Zhang et al. 2022). Die genannten Metaanalysen erbrachten auch, dass die IRT nicht nur die Albtraumfrequenz und -belastung reduzierte, sondern auch die Schlafqualität verbessert und die PTBS-Symptomatik bei PTBS-Patient:innen verbesserte.

Schließlich ergeben sich eindeutige und klare Hinweise für die Wirksamkeit der IRT aus einem Positionspapier der American Academy of

Sleep Medicine zur Behandlung von Albträumen bei Erwachsenen (Morgenthaler et al. 2018). In diesem wird die IRT als Methode der ersten Wahl zur Behandlung von idiopathischen und posttraumatischen Albträumen empfohlen. Dieselbe Empfehlung wurde auch bereits durch eine Publikation eines Komitees für Praxisstandards in der Schlafmedizin (Aurora et al. 2010) gegeben, wo die Empfehlung zur IRT das Level A, also die höchste Empfehlungsstufe, für die Therapie von Albträumen bei Erwachsenen erreicht. Die Netzwerk-Metaanalyse von Zhang et al. (2022) konnte klar bestätigen, dass allein IRT und Prazosin die mit Abstand wirksamsten Behandlungen zur Reduktion posttraumatischer Albträume sind.

Zusammenfassung

Es kann festgehalten werden, dass die bisherige Evidenz für die Wirksamkeit der IRT bei Albträumen überzeugend und überwältigend ist und dieses Verfahren damit als eine leicht anwendbare, ökonomische und effektive Behandlungsmethode bei der Behandlung von Albträumen gelten kann. Insbesondere bei der Behandlung von Patient:innen mit PTBS wurde das Verfahren (oder das daraus modifizierte ERRT) viel und erfolgreich eingesetzt.

Literatur

American Academy of Sleep Medicine (2008). Das AASM-Manual zum Scoring von Schlaf und assoziierten Ereignissen: Regeln, Technologie und technische Spezifikationen. Berlin: Steinkopff.

American Academy of Sleep Medicine (2014). International Classification of Sleep Disorders (ICSD-3) (3rd ed.). Darien, IL: American Academy of Sleep Medicine.

American Psychiatric Association (2013). Diagnostic and statistical manual of mental disorders (DSM-5) (5th ed.). Washington, DC. [Deutsche Bearbeitung: Falkai, P., Wittchen, H.-U. (2015). Diagnostisches und Statistisches Manual Psychischer Störungen (DSM-5). Göttingen: Hogrefe].

Augedal, A. W., Hansen, K. S., Kronhaug, C. R., Harvey, A. G., Pallesen, S. (2013). Randomized controlled trials of psychological and pharmacological treatments for nightmares: A meta-analysis. *Sleep Medicine Reviews*, 17, 143–152.

Aurora, R. N., Zak, R. S., Auerbach, S. H., Casey, K. R., Chowduri, S., Krippot, A. et al. (2010). Best practice guide for the treatment of nightmare disorder in adults. *Journal of Clinical Sleep Medicine, 6,* 389–401.

Azza, Y., Wilhelm, I., Kleim, B. (2020). Sleep early after trauma: A target for prevention and early intervention for posttraumatic stress disorder? *European Psychologist, 25*; DOI: 10.1027/1016-9040/a000401.

Babson, K. A., Feldner, M. T. (2010). Temporal relations between sleep problems and both traumatic event exposure and PTSD: a critical review of the empirical literature. *Journal of Anxiety Disorders, 24,* 1–15.

Barone, D. A. (2024). Trauma-associated sleep disorder. *Sleep Medicine Clinic, 19,* 93–99.

Barrett, D. (1991). Flying dreams and lucidity. *Dreaming, 1,* 129–134.

Barrett, D. (2007). An evolutionary theory of dreams and problem-solving. In D. L. Barrett, P. McNamara (Eds.). The New Science of Dreaming, Vol. III: Cultural and Theoretical Perspectives on Dreaming (pp. 133–153). New York: Praeger/Greenwood.

Bearden, C. (1994). The nightmare: Biological and psychological origins. *Dreaming, 4,* 139–152.

Belfiore, L., Pietrowsky, R. (2017). Attachment style and nightmares in adults. *Dreaming, 27,* 59–67.

Belicki, K. (1992a). Nightmare frequency versus nightmare distress: relations to psychopathology and cognitive style. *Journal of Abnormal Psychology, 101,* 592–597.

Belicki, K. (1992b). The relationship of nightmare frequency to nightmare suffering with implications for treatment and research. *Dreaming, 2*, 143–148.
Belicki, K., Altay. H., Hill, C. (1985). Varieties of nightmare experience. *Association of the Study of Dreams Newsletter, 2*, 1–3.
Berquier, A., Ashton, R. (1992). Characteristics of the frequent nightmare sufferer. *Journal of Abnormal Psychology, 101*, 246–250.
Bixler, E. O., Kales, A., Soldatos, C. R., Kales, J. D., Healey, S. (1979). Prevalence of sleep disorders in the Los Angeles metropolitan area. *The American Journal of Psychiatry, 136*, 1257–1262.
Böckermann, M., Gieselmann, A., Pietrowsky, R. (2014). What does nightmare distress mean? Factorial structure and psychometric properties of the Nightmare Distress Questionnaire (NDQ). *Dreaming, 24*, 279–289.
Breger, L. (1967). Function of dreams. *Journal of Abnormal Psychology, 72*, 1–28.
Brewin, C. R., Dalgeish, T., Joseph, S. (1996). A dual representation theory of posttraumatic stress disorder. *Psychological Review, 103*, 670–686.
Buckley, T. C., Kaloupek, D. G. (2001). A meta-analytic examination of basal cardiovascular activity in posttraumatic stress disorder. *Psychosomatic Medicine, 63*, 585–594.
Burgess, M., Marks, I., Gill, M. (1998). Postal self-exposure treatment of recurrent nightmares: Randomised controlled trial. *British Journal of Psychiatry, 172*, 257–262.
Cartwright, R. D. (1991). Dreams that work: the relation of dream incorporation to adaptation to stressful events. *Dreaming, 1*, 3–9.
Casement, M. D., Swanson, L. M. (2012). A meta-analysis of imagery rehearsal for post-trauma nightmares: Effects on nightmare frequency, sleep quality, and posttraumatic stress. *Clinical Psychology Review, 32*, 566–574.
Cellucci, A. J., Lawrence, P. (1978). The efficacy of systematic desensitization in reducing nightmares. *Journal of Behavior Therapy and Experimental Psychiatry, 9*, 109–114.
Cernovsky, Z. Z. (1984). Life stress measures and reported frequency of sleep disorders. *Perceptual and Motor Skills, 58*, 39–49.
Claussen, P. C. (1996). Herzwechsel. Ein Erfahrungsbericht. München: Hanser.
Cochen, V., Arnulf, I., Demeret, S., Neulat, M. L., Gourlet, V., Drouot, X. et al. (2005). Vivid dreams, hallucinations, psychosis and REM sleep in Guillain-Barré syndrome. *Brain, 128*, 2535–2545.
Davis, J. L. (2009). Treating post-trauma nightmares. New York: Springer.
Davis, J. L., Wright, D. C. (2006). Exposure, relaxation, and rescripting treatment for trauma-related nightmares. *Journal of Trauma & Dissociation, 7*, 5–18.
Davis, J. L., Wright, D. C. (2007). Randomized clinical trial for treatment of chronic nightmares in trauma-exposed adults. *Journal of Traumatic Stress, 20*, 123–133.
De Koninck, J. M., Koulack, D. (1975). Dream content and adaptation to a stressful situation. *Journal of Abnormal Psychology, 84*, 250–260.

DGSM – Deutsche Gesellschaft für Schlafforschung und Schlafmedizin (2021). Patientenratgeber Ein – und Durchschlafstörungen. Abrufbar unter: https://www.dgsm.de/fileadmin/patienteninformationen/ratgeber_schlaf stoerungen/03_DGSM-Ein-und-Durchschlafstoerungen_barrierefrei.pdf.

Dilling, H., Mombour, W., Schmidt, M. H. (1991). Internationale Klassifikation psychischer Störungen. ICD-10 Kapitel V (F). Klinisch diagnostische Leitlinien. Bern: Huber.

Domhoff, G. W. (1996). Finding meaning in dreams: a quantitative approach. New York: Plenum.

Duval, M., McDuff, P., Zadra, A. (2013). Nightmare frequency, nightmare distress, and psychopathology in female victims of childhood maltreatment. *Journal of Nervous and Mental Disease, 20*, 767–772.

Ehlers A. (1999). Posttraumatische Belastungsstörung. Göttingen: Hogrefe.

Ehlers, A., Clark, D. M. (2000). A cognitive model of posttraumatic stress disorder. *Behaviour Research and Therapy, 38*, 319–345.

Ehlers, A., Hackmann, A., Steil, R., Clohessy, S., Wenninger, K., Winter, H. (2002). The nature of intrusive memories after trauma: the warning signal hypothesis. *Behaviour Research and Therapy, 40*, 995–1002.

Erlacher, D. (2010). Anleitung zum Klarträumen. Norderstedt: Books on Demand.

Feige, B., Al-Shajlawi, A., Nissen, C., Voderholzer, U., Hornyak, M., Spiegelhalder, K. et al. (2008). Does REM sleep contribute to subjective wake time in primary insomnia? A comparison of polysomnographic and subjective sleep in 100 patients. *Journal of Sleep Research, 17*, 180–190.

Ferenczi, S. (1934). Gedanken über das Trauma. *Internationale Zeitschrift für Psychoanalyse, 20*, 5–12.

Fisher, C., Byrne, J., Edwards, A., Kahn, E. (1970). A psychophysiological study of nightmares. *Journal of the American Psychoanalytic Association, 18*, 747–782.

Foa, E. B., Dancu, C. V., Hembree, E. A., Jaycox, L. H., Meadows, E. A., Street, G. P. (1999). A comparison of exposure therapy, stress inoculation training, and their combination for reducing posttraumatic stress disorder in female assault victims. *Journal of Consulting and Clinical Psychology, 67*, 194–200.

Foa, E. B., Rothbaum, B. O. (1998). Treating the trauma of rape: Cognitive-behavioral therapy for PTSD. New York: Guilford Press.

Foa, E. B., Steketee, G., Rothbaum, B. O. (1989). Behavioral/cognitive conceptualizations of posttraumatic stress disorder. *Behavior Therapy, 20*, 155–176.

Forbes, D., Phelps, A. J., McHugh, A. F., Debenham, P., Hopwood, M., Creamer, M. (2001). Imagery rehearsal in the treatment of posttraumatic nightmares in combat-related PTSD. *Journal of Traumatic Stress, 14*, 433–442.

Forbes, D., Phelps, A. J., McHugh, A. F., Debenham, P., Hopwood, M., Creamer, M. (2003). Imagery rehearsal in the treatment of posttraumatic nightmares in Australian veterans with chronic combat-related PTSD: 12-month follow-up data. *Journal of Traumatic Stress, 16*, 509–513.

Foulkes, D. (1962). Dream reports from different stages of sleep. *Journal of Abnormal and Social Psychology, 65*, 14–25.

Freud, S. (1900). Die Traumdeutung. Gesammelte Werke II/III. Frankfurt: Fischer.

Freud, S. (1916/1917). Vorlesungen zur Einführung in die Psychoanalyse. Gesammelte Werke, XI. Frankfurt: Fischer.

Freud, S. (1920). Jenseits des Lustprinzips. Gesammelte Werke XIII. Frankfurt: Fischer.

Galea, S., Nandi, A., Vlahov, D. (2005). The epidemiology of post-traumatic stress disorder after disasters. *Epidemiology Reviews*, 27, 78–91.

Garfield, P. (1991). The healing power of dreams. New York: Simon & Schuster.

Germain, A., Nielsen, T. A. (2003). Sleep pathophysiology in posttraumatic stress disorder and idiopathic nightmare sufferers. *Biological Psychiatry, 54,* 1092–1098.

Germain, A., Shear, M. K., Hall, M., Buysse, D. J. (2007). Effects of a brief behavioural treatment for PTSD-related sleep disturbances: a pilot study. *Behaviour Research and Therapy, 45,* 627–632.

Gieselmann, A., Ait Aoudia, M., Carr, M., Germain, A., Gorzka, R., Holzinger, B. et al. (2019). Aetiology and treatment of nightmare disorder: State of the art and future perspectives. *Journal of Sleep Research*, e12820; DOI: 10.1111/jsr.12820.

Gieselmann, A., Böckermann, M., Sorbi, M., Pietrowsky, R. (2017). The effects of an Internet-based imagery rehearsal intervention: A randomized controlled trial. *Psychotherapy and Psychosomatics, 86,* 231–240.

Grandi, S., Fabbri, S., Panattoni, N., Gonnella, E., Marks, I. (2006). Self-exposure treatment of recurrent nightmares: waiting-list-controlled trial and 4-year follow-up. *Psychotherapy and Psychosomatics, 76,* 384–388.

Gvozdanovic, G., Schoch, S., Stämpfli, P., Seifritz, E., Rasch, B. (2023). Neural correlates of sleep-induced benefits on traumatic memory processing. *Human Brain Mapping, 44,* 3506–3518.

Hall, C., van de Castle, R. (1966). The content analysis of dreams. New York: Appleton-Century-Crofts.

Halliday, G. (1987). Direct psychological therapies for nightmares: a review. *Clinical Psychology Review, 7,* 501–523.

Hansen, K., Höfling, V., Kröner-Borowik T., Stangier, U., Steil, R. (2013). Efficacy of psychological interventions aiming to reduce chronic nightmares: A meta-analysis. *Clinical Psychology Review, 33,* 146–155.

Harb, G. C., Brownlow, J. A., Ross, R. J. (2016). Posttraumatic nightmares and imagery rehearsal: The possible role of lucid dreaming. *Dreaming, 26,* 238–249.

Harb, G. C., Greene, J. L., Dent, K. M., Ross, R. J. (2017). Lucid dreaming in veterans with PTSD: Non-nightmare dreams and nightmares. *Sleep, 40,* A401.

Hartmann, E. (1984). The nightmare: the psychology and biology of terrifiying dreams. New York: Basic Books.

Hartmann, E. (1991). Boundaries in the mind. New York: Basic Books.

Hartmann, E. (1996). Outline for a theory on the nature and functions of dreaming. *Dreaming, 6,* 147–170.

Hartmann, E. (1998). Nightmare after trauma as paradigm for all dreams: A new approach to the nature and function of dreaming. *Psychiatry, 61,* 223–238.

Hau, S. (2024). Arbeit mit Träumen in der psychoanalytischen Psychotherapie. *Verhaltenstherapie & Verhaltensmedizin, 45,* 220–230.

Hobson, A., McCarley, R. W. (1977). The brain as a dream state generator: An acitvation-synthesis hypothesis of the dream process. *The American Journal of Psychiatry, 134,* 1335–1348.

Holzinger, B. (2013). Albträume. München: Nymphenburger.

Holzinger, B., Klösch, G., Saletu, B. (2015). Studies with lucid dreaming as add-on therapy to Gestalt therapy. *Acta Neurologica Scandinavica, 131,* 355–363.

Holzinger, B., Nierwetberg, F., Klösch, G. (2021). Case Report: Why sleep and dream related psychological treatments, such as sleepcoaching (according to Holzinger & Klösch) and CBT-I should be implemented in treatment concepts in the Public Health System — description of the nightmare treatment process in the context of PTSD. *Frontiers in Psychology,* 12:733911; DOI: 10.3389/fpsyg.2021.733911.

Holzinger, B., Saletu, B., Klösch, G. (2020). Cognitions in sleep: Lucid dreaming as an intervention for nightmares in patients with posttraumatic stress disorder. *Frontiers in Psychology, 11:1826*; DOI: 10.3389/fpsyg.2020.01826.

Horowitz, M. J. (1976). Stress response syndromes. Oxford: Jason Aronson.

ICD-11. Internet-Zugriff unter: https://www.bfarm.de/DE/Kodiersysteme/Klassifikationen/ICD/ICD-11/uebersetzung/_node.html.

Ihrig, A., von Haken, R., Mieth, M., Hartmann, M., Hain, B., Herzog, W. (2011). Langzeitfolgen eines postoperativen Delirs. *Anaesthesist, 60,* 735–739.

Jacobson, E. (1990). Entspannung als Therapie. Progressive Relaxation in Theorie und Praxis. Stuttgart: Klett-Cotta.

Jahraus, V. (2004). Bemerkungen zum Gebrauch des psychopathologischen Begriffs Oneiroid: Eine kurze Literaturübersicht mit zwei Fallberichten. *Krankenhauspsychiatrie, 15,* 151–156.

Jahraus, V. (2007). Oneiroide Zustände – Bei Schizophrenie und akuten psychotischen Störungen. *Psychoneuro,* 33, 369–374.

Jouvet, M. (1998). Paradoxical sleep as a programming system. *Journal of Sleep Research, 7(Suppl 1),* 1–5.

Jung, C. G. (1971). Allgemeine Gesichtspunkte zur Psychologie des Traumes. Gesammelte Werke, Band 8. Olten: Walter.

Jung, C. G. (1991). Traumanalyse. Gesammelte Werke (Seminare 1928–1930). Olten: Walter.

Kales, A., Soldatos, C. R., Caldwell, A. B., Charney, D. S., Kales, J. D., Markel, D. et al. (1980). Nightmares: Clinical characteristics and personality patterns. *The American Journal of Psychiatry, 137,* 1197–1201.

Kales, A., Soldatos, C. R., Kales, J. D. (1981). Sleep disorders: evaluation and management in the office setting. In S. Arieti, S., H. K. H. Brodie (Ed.) American Handbook of Psychiatry (Vol. 7, pp. 423–454). New York: Basic Books.

Keane, T. M., Marshall, A. D., Taft, C. T. (2006). Posttraumatic stress disorder: Etiology, epidemiology, and treatment outcome. In: S. Nolen-Hoeksema,

T. D. Cannon, T. Widiger (Ed.). Annual Review of Clinical Psychology (Vol. 2, pp. 161–197).
Kellner, R., Singh, G., Irigoyen-Rascon, F. (1991). Rehearsal in the treatment of recurring nightmares in posttraumatic stress disorders and panic disorder: Case histories. *Annals of Clinical Psychiatry, 3,* 67–71.
Kendall-Tackett, K. (2009). Psychological trauma and physical health: A psychoneuroimmunology approach to etiology of negative health effects and possible interventions. *Psychological Trauma: Theory, Research, Practice, and Policy, 1,* 35–48.
Kleim, B., Wysokowsky, J., Schmid, N., Seifritz, E., Rasch, B. (2016). Effects of sleep after experimental trauma on intrusive emotional memories. *Sleep, 39*, 2125–2132.
Klein, S. (2014). Träume. Eine Reise in unsere innere Wirklichkeit. Frankfurt: Fischer.
Kobayashi, I., Boarts, J. M., Delahanty, D. L. (2007). Polysomnographically measured sleep abnormalities in PTSD: A meta-analytic review. *Psychophysiology, 44,* 660–669.
König, J. (2012). Posttraumatische Belastungsstörung: Ein Manual zur Cognitive Processing Therapy. Göttingen: Hogrefe.
Köthe, M., Lahl, O., Pietrowsky, R. (2006). Habituelle Stressverarbeitung, Befindlichkeit und Verhalten nach Alpträumen. *Zeitschrift für Klinische Psychologie und Psychotherapie, 35,* 306–313.
Köthe, M., Pietrowsky, R. (2001). Behavioral effects of nightmares and their correlations to personality patterns. *Dreaming, 11,* 43–52.
Kok, B. C., Herrell, R. K., Thomas, J. L., Hoge, C. W. (2012). Posttraumatic stress disorder associated with combat service in Iraq or Afghanistan: Reconciling prevalence differences between studies. *Journal of Nervous and Mental Disease, 200,* 444–450.
Krakow, B. (2004). Imagery rehearsal therapy for chronic posttraumatic nightmares: a mind's eye view. In R. I. Rosner, W. J. Lyddon, A. Freeman (Eds.), Cognitive therapy and dreams (pp. 89–109). New York: Springer.
Krakow, B., Hollifield, M., Johnston, L., Koss, M., Schrader, R., Warner, T. D. et al. (2001a). Imagery rehearsal therapy for chronic nightmares in sexual assault survivors with posttraumatic stress disorder: a randomized controlled trial. *Journal of the American Medical Association, 286,* 537–545.
Krakow, B., Johnston, L., Melendrez, D., Hollifield, M., Warner, T. D., Chavez-Kennedy, D. et al. (2001b). An open-label trial of evidence-based cognitive behavior therapy for nightmares and insomnia in crime victims with PTSD. *The American Journal of Psychiatry, 158,* 2043–2047.
Krakow, B., Kellner, R., Neidhardt, J., Pathak, D., Lambert, L. (1993). Imagery rehearsal treatment of chronic nightmares: with a thirty month follow-up. *Journal of Behavior Therapy and Experimental Psychiatry, 24,* 325–330.
Krakow, B., Kellner, R., Pathak, D., Lambert, L. (1995). Imagery rehearsal treatment for chronic nightmares. *Behaviour Research and Therapy, 33,* 837–843.

Krakow, B., Kellner, R., Pathak, D., Lambert, L. (1996). Long term reduction of nightmares with imagery rehearsal treatment. *Behavioural and Cognitive Psychotherapy, 24,* 135–148.

Krakow, B., Neidhardt, J. (1995). Alpträume erfolgreich behandeln. Niedernhausen: Falken.

Krakow, B., Zadra, A. (2006). Clinical management of chronic nightmares: Imagery rehearsal therapy. *Behavioral Sleep Medicine, 4,* 45–70.

Kramer, M. (2011). The selective mood-regulatory theory of dreaming: an adaptive, assimilative, and experimentally based theory of dreaming. In: B. N. Mallick, S. R. Pandi-Perumal, R. W. McCarley, A. R. Morrison (Eds.): Rapid eye movement sleep: Regulation and function, (pp. 450–459). Cambridge: Cambridge University Press.

Kunze, A. E., Arntz, A., Morina, N., Kindt, M., Lancee, J. (2017). Efficacy of imagery rescripting and imaginal exposure for nightmares: A randomized wait-list controlled trial. *Behaviour Research and Therapy, 97,* 14–25.

LaBerge, S. P. (1987). Hellwach im Traum. Paderborn: Junfermann.

Lancee, J., Spoormaker, V. I., Krakow, B., van den Bout, J. (2008). A systematic review of cognitive-behavioral treatment for nightmares: toward a well-established treatment. *Journal of Clinical Sleep Medicine, 4,* 475–480.

Lansky, M. R., Bley, C. R. (1995). Posttraumatic nightmares: Psychodynamic explorations. Hillsdale: Analytic Press.

LeDoux, J. (2007). The amygdala. *Current Biology, 17,* R868-R874.

Levin, R., Fireman, G. (2002). Nightmare prevalence, nightmare distress, and self-reported psychological disturbance. *Sleep, 25,* 205–212.

Luik, A. I., Iyadurai, L., Gebhardt, I., Holmes, E. A. (2019). Sleep disturbance and intrusive memories after presenting to the emergency department following a traumatic motor vehicle accident: an exploratory analysis, *European Journal of Psychotraumatology, 10:1,* 1556550; DOI: 10.1080/20008198.2018.1556550.

Mäder, T., Oliver, K. I., Daffre, C., Kim, S., Orr, S. P., Lasko, N. B. et al. (2023). Autonomic activity, posttraumatic and nontraumatic nightmares, and PTSD after trauma exposure. *Psychological Medicine, 53,* 731–740.

Maercker, A., Zöllner, T., Menning, H., Rabe, S., Karl, A. (2006). Dresden PTSD treatment study: randomized controlled trial of motor vehicle accident survivors. *BMC Psychiatry 6*; DOI: 10.1186/1471-244X-6-29.

Magnin, M., Rey, M., Bastuji, H., Guillemant, P., Mauguiere, F., Garca-Larrea, L. (2010). Thalamic deactivation at sleep-onset precedes that of the cerebral cortex in humans. *Proceedings of the National Academy of Sciences of the United States of America, 107,* 3829–3833.

Mathes, J., Renvert, M., Eichhorn, C., von Martial, S., Gieselmann, A., Pietrowsky, R., (2018). Offender-nightmares – two pilot studies. *Dreaming, 28,* 140–149.

Mayer-Gross, W. (1924). Selbstschilderung der Verwirrtheit: Die oneiroide Erlebnisform, psychopathologisch-klinische Untersuchung. Berlin: Springer.

McCarley, R. W., Hobson, J. A. (1975). Neuronal excitability modulation over the sleep cycle: a structural and mathematical model. *Science, 189,* 58–60.

McNamara, P. (2008). Nightmares: the science and solution of those frightening visions during sleep. Westport: Praeger.

Mellman, T. A. Bustamante, V., Fins, A. I., Pigeon, W. R., Nolan, B. (2002). REM sleep and the early development of posttraumatic stress disorder. *American Journal of Psychiatry, 159*, 1696–1701.

Mellman, T. A., David, D., Bustamante, V., Torres, J., Fins, A. (2001). Dreams in the acute aftermath of trauma and their relationship to PTSD. *Journal of Traumatic Stress, 14*, 241–247.

Mellman, T. A., Hipolito, M. M. S. (2006). Sleep disturbances in the aftermath of trauma and posttraumatic stress disorder. *CNS Spectrums, 11*, 611–615.

Meltzer, D. (1984). Traumleben. Stuttgart: Verlag Internationale Psychoanalyse bei Klett Cotta.

Menz, M. M., Rihm, J. S., Salari, N., Born, J., Kalisch, R., Pape, H. et al. (2013). The role of sleep and sleep deprivation in consolidating fear memories. *NeuroImage, 75*, 87–96.

Miller, K. E., Brownlow, J. A., Woodward, S., Gehrman, P. R. (2017). Sleep and dreaming in postttraumatic stress disorder. *Current Psychiatry Reports, 19*, 71; DOI: 10.1007/s11920-017-0827-1.

Miller, K. E., Ross, R. J., Harb, G. C. (2021). Lucid dreams in veterans with posttraumatic stress disorder include nightmares. *Dreaming, 31*, 117–127.

Miller, W. R., DiPilato, M. (1983). Treatment of nightmares via relaxation and desensitization: a controlled evaluation. *Journal of Consulting and Clinical Psychology, 51*, 870–877.

Morgenthaler, T. I., Auerbach, S., Casey, K. R., Kristo, D., Maganti, R., Ramar, K. et al. (2018). Position paper for the treatment of nightmare disorders in adults: An American Academy of Sleep Medicine Position Paper, *Journal of Clinical Sleep Medicine, 14*, 1041–1055.

Moser, U., von Zeppelin, I. (1999). Der geträumte Traum. Stuttgart: Kohlhammer.

Mysliwiec V., Brock, M. S., Creamer, J. S., O'Reilly, B., Germain, A., Roth, B. J. (2018). Trauma associated sleep disorder: A parasomnia induced by trauma. *Sleep Medicine Reviews, 37*, 94–104.

Mysliwiec, V., O'Reilly, B. M., Polchinski, J., Kwon, H. P., Germain, A., Roth, B. J. (2014). Trauma associated sleep disorder: A proposed parasomnia encompassing disruptive nocturnal behaviors, nightmares, and REM without atonia in trauma survivors. *Journal of Clinical Sleep Medicine, 10*, 1143–1148.

Nadorff, M. R., Lambdin, K. K., Germain, A. (2014). Pharmacological and nonpharmacological treatments for nightmare disorder. *International Review of Psychiatry, 26*, 225–236.

Neylan, T. C., Marmar, C. R., Metzler, T. J., Weiss, D. S., Zatzick, D. F., Delucci, K. L. et al. (1998). Sleep disturbances in the Vietnam generation: Findings from a nationally representative sample of male Vietnam veterans. *American Journal of Psychiatry, 155*, 929–933.

Nielsen, T. A. (2017). The stress acceleration hypothesis of nightmares. *Frontiers in Neurology, 8*, 201; DOI: 10.3389/fneur.2017.00201.

Nielsen, T. A., Levin, R. (2007). Nightmares: A new neurocognitive model. *Sleep Medicine Reviews, 11,* 295–310.

Nielsen, T. A., Stenstrom, P., Levin, R. (2006). Nightmare frequency as a function of age, gender, and September 11, 2001: Findings from an internet questionnaire. *Dreaming, 16,* 145–158.

Ohayon, M. M., Morselli, P., Guilleminault, C. (1997). Prevalence of nightmares and their relationship to psychopathology and daytime functioning in insomnia subjects. *Sleep, 20,* 340–348.

Ouchene, R., El Habchi, N., Demina, A., Petit, B., Trojak, B. (2023). The effectiveness of lucid dreaming therapy in patients with nightmares: a systematic review. *L'Encéphale, 49,* 525–531.

Pace-Schott, E. F., Germain, A. Milad, M. R. (2015). Sleep and REM sleep disturbance in the pathophysiology of PTSD: The role of extinction memory. *Biology of Mood & Anxiety Disorders, 5*; DOI: 10.1186/s13587-015-0018-9.

Pace-Schott, E. F., Gersh, T., Silvestri, R., Stickgold, R., Salzman, C., Hobson, J. A. (2001). SSRI Treatment suppresses dream recall frequency but increases subjective dream intensity in normal subjects. *Journal of Sleep Research, 10,* 129–142.

Pace-Schott, E. F., Milad, M. R., Orr, S. P., Rauch, S. L., Stickgold, R., Pitman, R. K. (2009). Sleep promotes generalization of extinction of conditioned fear. *Sleep, 32,*19–26.

Pace-Schott, E. F., Shepherd, E., Spencer, R. M. C., Marcello, M., Tucker, M., Propper, R. E. Stickgold, R. (2011). Napping promotes inter-session habituation to emotional stimuli. *Neurobiology of Learning and Memory, 95,* 24–36.

Pacella, M. L., Hruska, B., Delahanty, D. L. (2013). The physical health consequences of PTSD and PTSD symptoms: A meta-analytic review. *Journal of Anxiety Disorders, 27,* 33–46.

Pagel, J., Helfter, P. (2003). Drug induced nightmares: An etiology-based review. *Human Psychopharmacology, 18,* 59–67.

Phelps, A. J., Forbes, D. (2012). Treating post-traumatic stress disorder-related dreams: What are the options. *Expert Reviews in Neurotherapy, 12,* 1267–1269.

Phelps, A. J., Forbes, D., Creamer, M. (2008). Understanding posttraumatic nightmares: An empirical and conceptual review. *Clinical Psychology Review, 28,* 338–355.

Pietrowsky, R. (2021). Träume in der Kognitiven Verhaltenstherapie. Göttingen: Hogrefe.

Pietrowsky, R., Köthe, M. (2003). Personal boundaries and nightmare consequences in frequent nightmare sufferers. *Dreaming, 13,* 245–254.

Pole, N. (2007). The psychophysiology of posttraumatic stress disorder: A meta-analysis. *Psychological Bulletin, 133,* 725–746.

Porcheret, K., Holmes, E., Goodwin, G., Foster R., Wulff, K. (2015). Psychological effect of an analogue traumatic event reduced by sleep deprivation. *Sleep. 38,* 1017–1025.

Porcheret, K., Iyadurai, L., Bonsall, M. B., Goodwin, G. M., Beer, S. A., Darwent, M. et al. (2020). Sleep and intrusive memories immediately after a traumatic event in emergency department patients. *Sleep, 43,* 1–12.

Rasch, B., Born, J. (2013). About Sleep's Role in Memory. *Physiological Reviews, 93,* 681–766.

Rechtschaffen, A., Kales, A. (1968). *A manual of standardized terminology, techniques and scoring system for sleep stages of human subjects.* Washington, D.C.: Public Health Service, U.S. Government Printing Service.

Reddemann, L. (2019). Imagination als heilsame Kraft. Stuttgart: Klett-Cotta.

Revonsuo, A. (2000). The reinterpretation of dreams: An evolutionary hypothesis of the function of dreaming. *Behavioral and Brain Sciences, 23,* 877–901.

Riemann, D., Spiegelhalder, K., Feige, B., Voderholzer, U., Perlis, M., Nissen, C. (2010). The hyperarousal model of insomnia: A review of the concept and its evidence. *Sleep Medicine Reviews, 14,* 19–31.

Rimsh, A., Pietrowsky, R. (2020). Dreams in anxiety disorders and anxiety. *International Journal of Dream Research, 13,* 1–16.

Roesler, C. (2022). Traumdeutung und empirische Traumforschung. Stuttgart: Kohlhammer.

Roesler, C. (2023). Dream Interpretation and Empirical Dream Research – An overview of theoretical developments in Psychoanalysis and empirical findings. *The International Journal of Psychoanalysis, 104,* 301–330.

Roesler, C. (2024). Strukturale Traumanalyse als Grundlage für eine zeitgemäße therapeutische Traumarbeit. *Verhaltenstherapie & Verhaltensmedizin, 45,* 231–246.

Rose, M. W., Perlis, M. L., Kaszniak, A. W. (1992). Self-reported dream emotion: Nightmares and vivid dreams. *Sleep Research, 21,* 132.

Rothbaum, B. O., Mellman, T. A. (2001). Dreams and exposure therapy in PTSD. *Journal of Traumatic Stress, 14,* 481–490.

Schäfer, I., Gast, U., Hofmann, A., Knaevelsrud, C., Lampe, A., Liebermann, P. et al. (2019). S3-Leitlinie Posttraumatische Belastungsstörung. Berlin: Springer.

Schauer, M., Elbert, T., Neuner, F. (2011). Narrative exposure therapy: A short-term treatment for traumatic stress disorders. 2. Aufl. Cambridge: Hogrefe.

Schlarb, A. A., Zschoche, M., Schredl, M. (2016). Der Nightmare Effects Questionnaire (NEQ). *Somnologie, 20,* 251–257.

Schmidt-Degenhard, M. (1992). Die oneiroide Erlebnisform. Zur Problemgeschichte und Psychopathologie des Erlebens fiktiver Wirklichkeit. Berlin: Springer.

Schmidt-Degenhard, M. (2004). Die oneiroide Erlebnisform – Ein Bewältigungsversuch von Extremsituationen. *Anästhesie und Intensivmedizin, 45,* 648–653.

Schmitt, T. K., Pajonk, F. G. (2008). Postoperatives Delir bei Intensivpatienten. Anaesthesist, *57,* 403–431.

Schredl, M. (1999). Die nächtliche Traumwelt. Stuttgart: Kohlhammer.

Schredl, M. (2003) Effects of state and trait factors on nightmare frequency. *European Archives of Psychiatry and Clinical Neuroscience, 253,* 241–247.

Schredl, M. (2008). Traum. München: Reinhardt.

Schredl, M. (2024). Träume besser verstehen. Norderstedt: Book on demand.

Schredl, M., Berres, S., Klingauf, A., Schellhaas, S., Göritz, A. (2014). The Mannheim Dream Questionnaire (MADRE): Retest reliability, age and gender effects. *International Journal of Dream Research, 7(2).*

Schredl, M., Erlacher, D. (2011). Frequency of lucid dreaming in a representative German sample. *Perceptual and Motor Skills, 112,* 104–108.

Schredl, M., Göritz, A. S. (2014). Umgang mit Alpträumen in der Allgemeinbevölkerung: Eine Online-Studie. *Psychotherapie, Psychosomatik, Medizinische Psychologie, 5,* 345–350.

Schredl, M., Kleinferchner, P., Gell, T. (1996). Dreaming and personality: thick vs. thin boundaries. *Dreaming, 6,* 219–223.

Schredl, M., Pallmer, R. (1998). Geschlechtsunterschiede in Angstträumen von SchülerInnen. *Praxis der Kinderpsychologie und Kinderpsychiatrie, 47,* 463–476.

Schreuder, B. J., Igreja, V., van Dijk, J., Kleijn, W. (2001). Intrusive re-experiencing of chronic strife or war. *Advances in Psychiatric Treatment, 7,* 102–108.

Schreuder, B. J., Kleijn, W., Rooijmans, H. (2000). Nocturnal re-experiencing more than forty years after war trauma. *Journal of Traumatic Stress, 13,* 453–463.

Schultz, I. H. (1991). Das autogene Training (19., unv. Aufl.). Stuttgart: Thieme.

Seda, G., Sanchez-Ortuno, M. M., Welsh, C. H., Halbower, A. C., Edinger, J. D. (2015). Comparative meta-analysis of prazosin and imagery rehearsal therapy for nightmare frequency, sleep quality, and posttraumatic stress. *Journal of Clinical Sleep Medicine, 15,* 11–22.

Shapiro, F. (2018). Eye movement desensitization and reprocessing (EDMR) therapy: Basic principles, protocols, and procedures. 3. Aufl. New York: The Guilford Press.

Schmucker, M., Köster, R. (2014). Praxishandbuch IRRT. Stuttgart: Klett-Cotta.

Solms, M. (1997). The neuropsychology of dreams: A clinico-anatomical study. Mahwah: Lawrence Erlbaum.

Solms, M. (2000). Dreaming and REM sleep are controlled by different brain mechanisms. *Behavioral and Brain Sciences, 23,* 843–850.

Solms, M., Turnbull, O. (2010). Das Gehirn und die innere Welt. Mannheim: Walter.

Sopp, M. R., Brueckner, A. H., Schäfer, S. K., Lass-Hennemann, J., Michael, T. (2019). Differential effects of sleep on explicit and implicit memory for potential trauma reminders: findings from an analogue study, *European Journal of Psychotraumatology, 10:1,* 1644128; DOI: 10.1080/20008198.2019.1644128.

Spiegelhalder, K., Backhaus, J., Riemann, D. (2011). Schlafstörungen (2. Auflage). Göttingen: Hogrefe.

Spoormaker, V. I. (2008). A cognitive model of recurrent nightmares. *International Journal of Dream Research, 1,* 15–22.

Spoormaker, V. I., Schredl, M., van den Bout, J. (2006). Nightmares: from anxiety symptom to sleep disorder. *Sleep Medicine Reviews, 10,* 19–31.

Spoormaker, V. I., van den Bout, J. (2006). Lucid dreaming treatment for nightmares: A pilot study. *Psychotherapy and Psychosomatics, 75,* 389–394.

Stepansky, R., Holzinger, B., Schmeiser-Rieder, A., Saletu, B., Kunze, M., Zeitlhofer, J. (1998). Austrian dream behavior: results of a representative population survey. *Dreaming, 8,* 23–30.

Stickgold, R., Hobson, J. A., Fosse, R., Fosse, M. (2001). Sleep, learning, and dreams: Off-line memory reprocessing. *Science. 294,* 1052–1057.

Strunz, F. (1987). Ätiologie und Therapie der Alpträume. *Fortschritte der Neurologie, Psychiatrie, 55,* 306–321.

Stumbrys, T. (2018). Lucid nightmares: A survey of their frequency, features, and factors in lucid dreamers. *Dreaming, 28,* 193–204.

Sultani, G., Heinsch, M., Wilson, J., Pallas, P., Tickner, C., Kay-Lambkin, F. (2024). ›Now I have dreams in place of the nightmares‹: An updated systematic review of post-traumatic growth among refugee populations. *Trauma, Violence & Abuse, 25,* 795–812.

Terr, L. C. (1979). Children of Chowchilla: A study of psychic trauma. *Psychoanalytic Studies in Children, 34,* 547–623.

Terr, L. C. (1983). Chowchilla revisited: The effects of psychic trauma four years after a school-buş kidnapping. *American Journal of Psychiatry, 140,* 1543–1550.

Tholey, P., Utecht, K. (1987). Schöpferisch träumen. Niedernhausen: Falken.

Thünker, J., Norpoth, M., von Aspern, M., Özcan, T., Pietrowsky, R. (2014). Nightmares – Knowledge and attitudes in health care providers and nightmare sufferers. *Journal of Public Health and Epidemiology, 6,* 223–228.

Thünker, J., Pietrowsky, R. (2012). Effectiveness of a manualized imagery rehearsal therapy for patients suffering from nightmare disorder with and without a comorbidity of depression or PTSD. *Behaviour Research and Therapy, 50,* 558–564.

Thünker, J., Pietrowsky, R. (2013). Behandlung eines Oneiroids in Alpträumen mit einer standardisierten Alptraumtherapie. *Verhaltenstherapie, 23,* 100–106.

Thünker, J., Pietrowsky, R. (2021). Alpträume. Ein Therapiemanual, 2. Auflage. Göttingen: Hogrefe.

van der Helm, E., Walker, M. P. (2011). Sleep and emotional memory Processing. *Sleep Medicine Clinics, 6,* 31–43.

van Liempt, S. (2012). Sleep disturbance and PTSD: A perpetual circle? *European Journal of Psychotraumatology, 3,* 19142; DOI: 10.3402/ejpt.v3i0.19142.

Walker, M. P. (2009). The role of sleep in cognition and emotion. *Annals of the New York Academy of Sciences, 1156,* 168–197.

Wegener, K., Tassan, P., Josse, M. O., Bolger, F. (1995). An oneiroid experience during severe acute polyradiculoneuritis. *Annales medico-psychologiques (Paris), 153,* 121–126.

Wilmer, H. A. (1996). The healing nightmare: war dreams of Vietnam veterans. In: D. Barrett (Ed.): Trauma and dreams. Cambridge, Mass.: Harvard University Press (pp. 85–99).

Winkler, W. (1948). Das Oneiroid. (Zur Psychose Alfred Kubins). *Archiv für Psychiatrie,* 181, 136–167.

Wittmann, L. (2024). Posttraumatische Albträume als Beispiel für psychodynamisches Arbeiten mit Träumen in Psychotherapien. *Verhaltenstherapie & Verhaltensmedizin, 45,* 247–258.
Wittmann, L., Schredl, M., Kramer, M. (2007). Dreaming in posttraumatic stress disorder: A critical review of phenomenology, psychophysiology and treatment. *Psychotherapy and Psychosomatics, 76,* 25–39.
Wright, K. M., Britt, T. W., Bliese, P. D., Adler, A. B., Picchioni, D., Moore, D. (2011). Insomnia as predictor versus outcome of PTSD and depression among Iraq combat veterans. *Journal of Clinical Psychology, 67,* 1240–58.
Wright, J., Koulack, D. (1987). Dreams and contemporary stress: A disruption-avoidance-adaptation model. *Sleep, 10,* 172–179.
Zadra, A. L., Pihl, R. O. (1992). Efficacy of lucid dream induction for lucid and non-lucid dreamers. *Dreaming, 2,* 85–97.
Zadra, A. L., Pihl, R. O. (1997). Lucid dreaming as a treatment for recurrent nightmares. *Psychotherapy and Psychosomatics, 66,* 50–55.
Zadra, A., Pilon, M., Donderi, D. C. (2006). Variety and intensity of emotions in nightmares and bad dreams. *Journal of Nervous and Mental Disease, 194,* 249–254.
Zhang, Y., Ren, R., Vitiello, M. V., Yang, L., Zhang, H., Shi, Y., Sanford, L. D., Tang, X. (2022). Efficacy and acceptability of psychtherapuetic and pharmacological interventions for trauma-related nightmares: A systematic review and network meta-analysis. *Neuroscience and Biobehavioral Reviews 139,* 10417; DOI: 10.1016/j.neubiorrev.2022.104717.
Zink, N., Pietrowsky, R. (2013). Relationship between lucid dreaming, creativity and dream characteristics. *International Journal of Dream Research, 6,* 28–33.
Zoellner, A., Maercker, A. (2006). Posttraumatic growth in clinical psychology – A critical review and introduction of a two component model. *Clinical Psychology Review, 26,* 626–653.

Der Autor

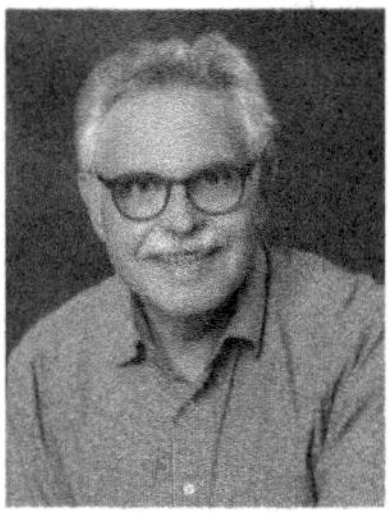

Prof. Dr. Reinhard Pietrowsky, geb. 1957 in Schorndorf (Württ.), Studium der Psychologie an der Universität Tübingen (1978–1985). Danach Tätigkeit als Wissenschaftlicher Assistent in den Bereichen Biologische und Klinische Psychologie an den Universitäten Ulm, Bamberg und Lübeck. Promotion an der Universität Tübingen, Habilitation an der Universität Bamberg. Ausbildung zum Psychologischen Psychotherapeuten am Stuttgarter Zentrum für Verhaltenstherapie (SZVT), Approbation als Psychologischer Psychotherapeut (Verhaltenstherapie). Von 1997 bis zum Ruhestand im März 2024 Professor für Klinische Psychologie an der Heinrich-Heine-Universität Düsseldorf. Er war Gründer und Leiter der Psychotherapeutischen Hochschulambulanz und des Weiterbildenden Studiengangs »Psychologische Psychotherapie« an der Heinrich-Heine-Universität Düsseldorf. Forschungsgebiete: Schlaf- und Traumforschung, Essstörungen, Psychoneuroendokrinologie. Er ist Autor zahlreicher wissenschaftlicher Veröffentlichungen und Fachbücher.